El Kama Sutra

La Guía Práctica Para Orgasmos
Alucinantes Con El Kama Sutra,
Las Enseñanzas Sexuales
Tántricas Y Las Posiciones
Sexuales Que Mejoran El Clímax

Kelly Anderson

Tabla de Contenidos

Introducción

Antes de que hubiera lenguaje, sociedad o incluso conciencia, había sexo. Es el bloque de construcción fundamental para la vida: reproducción, continuación y existencia. El sexo está dentro de los humanos como un imperativo animal y biológico. Pero entonces, un día, y por razones desconocidas para la ciencia o la religión, la humanidad se encendió. En un momento, el imperativo biológico tuvo un compañero: el deseo.

Durante miles y miles de años, la humanidad perfeccionó este deseo a través de cada generación: desarrollando, mejorando y comunicándose con la siguiente. Pero en muchas culturas occidentales, eso se detuvo. El sexo se convirtió en pecado, algo de lo que avergonzarse y esconderse. Cualquier expresión de lujuria y deseo fue disuadida a través del castigo y las fuerzas sociales. Las generaciones transmitieron información mínima, si la hubo, a la siguiente.

Por el contrario, en Oriente, el sexo no se consideraba un acto egoísta o masoquista. Era simplemente una parte de la vida en la línea de los negocios, el amor, la comida. Era a la vez placer y poder, practicado y vivido dentro del contexto de la sociedad en general. Tenía sus problemas, pero se construyó sobre un nivel de conciencia en lugar de moralidad. Un hombre, Vātsyāyana, reconoció su valor y decidió hacer algo bueno al respecto. Él escribió tres libros. El tema de este libro, el *Kama Sutra*, habla al mundo del amor y el sexo.

Pero no lo hizo solo. Más que nada, el *Kama Sutra* es el conocimiento combinado de cientos de generaciones y miles de años de experiencia humana. Es un punto en el tiempo antes de que el sexo haya cambiado en Occidente del placer al pecado. Más que sexo, el *Kama Sutra* representa el amor y la vida como era entonces y será para toda la humanidad. Alrededor del veinte por ciento del libro trata sobre sexo, pero ese veinte por ciento representa miles de años de conocimiento, experimentación y perfección para múltiples culturas y su gente. ¿La mejor parte?

Ya ha sido traducido al inglés. Después de generaciones de desinformación y vergüenza, las personas en Occidente pueden acceder a la información construida durante miles de años. Los occidentales pueden restablecer a través de la educación y la comprensión, revolucionar su vida sexual personal de la noche a la mañana simplemente cambiando la mentalidad y entendiendo las ideas detrás del *Kama Sutra*.

Este libro condensa ese conocimiento en unos pocos capítulos concisos. Los detalles específicos de las posiciones y la comprensión de cómo realizarlos mejorarán su vida sexual, por supuesto. Es como ser un mago que aprende más trucos de cartas. El acto mejorará una vez que puedas darle vida con algunos trucos nuevos. Pero si quieres encantar a alguien, si quieres cambiar su perspectiva sobre el amor y la vida en una noche con sexo increíble y expresivo, hay más que aprender que unos pocos movimientos.

Pero vale la pena entrar en esos movimientos. Este libro revisará una variedad de posiciones y situaciones, desde las intimidades asociadas con un buen juego previo hasta las posiciones probadas y comprobadas para el sexo entre un hombre y una mujer. Estas posiciones no sólo se clasificaron y organizaron en función de la dificultad, sino que abarcan la información transmitida a través del *Kama Sutra* junto con los enfoques modernos del sexo.

Estos ideales de amor y sexo se extienden al reino tántrico. Las prácticas tántricas, al igual que el *Kama Sutra* en general, se han reducido a ideas de sexo y la maximización del placer sexual. Mientras se discuten los aspectos sexuales Tántricos, se explora más profundamente el papel de las prácticas tántricas en una relación. El objetivo de las relaciones tántricas es tener una conciencia unificada, algo que se logra a través de la meditación profunda y la conexión entre sí en un entorno íntimo.

Este libro te dará las herramientas que necesitas para convertirte en un mejor, más generoso y completo amante. Más allá de las lecciones sobre cómo dar amor y placer, también hay sobre cómo recibir amor. Cómo dejarse ir en el momento, volviendo al éxtasis que es placer de todos los tipos. Esto también se extiende fuera de la habitación, en las relaciones que mantiene como unidades completas en lugar de sólo las delicias de la habitación. Tan importante como lo son el sexo y la conexión física y espiritual para una relación, son solamente una parte. Algunas de estas enseñanzas lo ayudarán a inyectar su relación con una inyección de adrenalina. Otros aconsejarán, en ese momento específico, que hagas todo lo contrario. Depende de ti tener la sabiduría de saber cuándo y dónde es apropiado aplicar cada una de estas herramientas. Porque, al final del día, son herramientas.

Las mujeres no tienen un botón mágico para presionar que les da un orgasmo involuntario. Los hombres no son bestias lujuriosas. Hay matices, hay amor y es necesario navegar por ellos. Este libro, antes que nada, te ayudará a comprender una forma diferente de abordar el amor, la lujuria, el sexo, la manipulación y el engaño. No sólo eso, expandirá tu mente hacia el potencial de una conexión más profunda e increíble con tu pareja, que pueda ser presenciada y experimentada regularmente.

El sexo es más que ese momento. Es todo a su alrededor también. Desde los juegos previos hasta la mentalidad, las posiciones y los juguetes, el sexo puede abarcar todo. Es inmensamente poderoso, y tú tienes ese poder. Este libro te ayudará a desbloquear todo su potencial. Más allá de ese aspecto único de una relación, también permitirá vislumbrar un enfoque diferente de las relaciones y el amor. Entra con una mente curiosa y abierta; ¡Hay muchas cosas que aprender!

Parte Uno

Capítulo Uno: Mentalidad del Kama Sutra

Antes de cualquier diagrama o descripción de técnicas específicas de juegos previos, hay una mentalidad sexual demasiado crítica que debe abordarse. Más que un libro que articula la satisfacción sexual, el *Kama Sutra* es una pieza de filosofía: las posiciones, los métodos y los sistemas en él no funcionarán sin una comprensión de esa filosofía. Para eso, debemos mirar hacia atrás brevemente y describir algunas de las piezas culturales que te impiden tener buen sexo.

Vātsyāyana, filósofo de la antigua India, es acreditado como el autor del *Kama Sutra*, pero las ideas no eran nuevas. Había reunido cientos de años de sabiduría espiritual. Casi al mismo tiempo que estaba en la orilla del Río Ganges escribiendo sobre cómo tener sexo oral, el Consejo Ecuménico de Roma había emitido un decreto contra el sexo. Prohibieron el sexo oral y anal directamente, diciendo que era inmoral, incorrecto y castigable con la muerte. En ese mundo, la iglesia católica consideraba el placer como un pecado, algo mal, algo que debía tratarse con malicia. Ese fue el nacimiento de la moral sexual moderna: la idea de que había formas correctas e incorrectas de sexo. Si el sexo no estaba en el contexto del matrimonio en nombre de tener un hijo, estaba mal. ¿Cuánto de ese sentimiento ha permanecido en nuestra sociedad hoy?

Compare eso con los orígenes del *Kama Sutra*. El *Kama Sutra* es uno de los tres libros que trabajan para describir la vida. Es menos un libro sobre sexo y más una pieza que trabaja para describir actos de amor, pasión, deseo y espiritualidad. Fue escrito en un período con una base completamente diferente para la realidad. Una pieza clave para adoptar sus enseñanzas es comprender y absorber la base sobre la cual están construidas. Estas enseñanzas van más allá del dormitorio, enfatizando la importancia de la energía sexual como energía de la creación. El *Kama Sutra* habla de la energía sexual como una fuerza de la naturaleza, primitiva y deliberada, algo que debe expresarse y entenderse en múltiples ámbitos. Momentos de pasión o excitación, inspiración o creatividad, emoción o interés, todos provienen del mismo lugar. Limitar las enseñanzas del *Kama Sutra* a la exploración sexual es limitar toda la sabiduría colectiva de civilizaciones olvidadas hace mucho tiempo.

Pero lo haremos de todos modos. La visión moderna del sexo en las sociedades occidentales es muy limitada por algunas razones. Hay dos cosas específicamente que deben abordarse.

1. El Sexo No Es Una Fila En La Aduana Del Aeropuerto.

Acabas de bajar del avión, cansado, hambriento y emocionado de visitar un nuevo país. Después de esperar un momento en la fila, te acercas al oficial de inmigración. Te hacen algunas preguntas, tal vez te tomen una foto. Luego, sellan tu pasaporte. Una vez que la tinta se transfiere del sello fechado al pasaporte, definitivamente ya te encuentras dentro del país. No necesitas preguntarle al oficial de inmigración si estás dentro, ni tienes que darle nada a nadie más. Estás bien, estás dentro, es binario. Como lanzar una moneda, estás dentro o estás fuera.

En el *Kama Sutra*, el sexo no es un binario de bueno o malo, correcto o incorrecto, orgasmo o no-orgasmo. Más bien, el sexo es como el color. Hay sexo candente: sexo ardiente, apasionado, rápido e intenso. Pero imaginas un mundo donde sólo vieras el color rojo. ¿No te perderías el azul y el blanco del océano? ¿O los marrones y verdes se extendieron por un bosque? Claro, el candente es bueno. ¿Pero es bueno constantemente? Pierde su toque después de un tiempo. Las cosas necesitan cambiar. Pero cuando las personas ven el sexo como positivo o negativo, definen el sexo bueno y malo de manera binaria. Dibujan una línea en la arena en algún lugar y dicen: "Esto es bueno, esto es malo y necesito estar del lado bueno". La consecuencia de hacerlo es que pierdes la capacidad de probar los diferentes colores y te quedas con la presión de lograr formas para todas las partes involucradas en lugar de la capacidad de disfrutarlo.

El sexo no es correcto o incorrecto, bueno o malo. Es placer destilado a la experiencia humana. Concéntrate en el placer, el deseo y la energía en lugar de una idea arbitraria de éxito o fracaso.

2. No Hay Una Cámara.

Encontrar de dónde provienen las expectativas sexuales modernas no es difícil. Sólo necesitamos considerar dos factores: el porno y Hollywood. Y si bien, son excelentes para atraer a la gente a los cines o una larga lista de virus de troyanos, no son buenos ejemplos para el sexo. De hecho, ni siquiera son excelentes para las personas involucradas.

"*Bueno, es un poco*", se podría decir. No, ni siquiera un poquito. Piensa en la escena de sexo más caliente y ardiente de cualquier película. No fue exactamente íntimo. No pudo haber sido. No sólo estás observando como consumidor de la producción final, también piensa en la cantidad de personas involucradas en su fabricación. De hecho, filmar una escena de sexo generalmente involucraba entre 7 y 13 personas fuera del set. Muchas veces, personas sentimentalmente importantes también están observando. Una escena de sexo de 15 segundos con diferentes tomas puede tomar más de seis horas, generalmente con un descanso para almorzar. Los actores masculinos a menudo usan "calcetines modestos" todo el tiempo, si ambos no usan jeans. Pero eso es Hollywood. ¡El porno es real!

La pornografía es en realidad más engañosa que los rodajes de Hollywood. Diez minutos de pornografía, en promedio, toman 4 horas para disparar. El trabajo de una estrella porno no es disfrutar del cuerpo de otra persona, es mirar directamente a la cámara. A menudo, las posiciones que se ven directamente en la cámara no son cómodas o intentos de placer al más mínimo. El trabajo de los artistas es seguir pareciendo tener el mejor sexo de toda su vida después de cuatro, cinco o seis horas de rodaje. Están fatigados, cansados y, a menudo, tienen relaciones sexuales con personas que preferirían no tener.

Para la mayor parte del mundo occidental, las cosas que han informado cómo tener relaciones sexuales son actuaciones completamente fabricadas diseñadas para verse bien en lugar de sentirse bien. El sexo no es una buena o mala situación, es un bar de placer. Antes de leer algo más sobre el *Kama Sutra*, es de una importancia sin precedentes que se entienda: *las cosas en el porno, las cosas en los éxitos de taquilla de Hollywood*, **están diseñadas para verse bien en lugar de sentirse bien**. El objetivo del sexo es el placer, no ser fotografiado mientras lo haces.

El *Kama Sutra* no es simplemente una lista de posiciones para agregar a tu repertorio personal, listo para salir en cualquier momento. Hacer estas posiciones y aplicar estas filosofías con la mentalidad del porno/Hollywood **socavará por completo las posiciones**.

No eres un artista. Eres una persona. Desde una perspectiva física, hay cosas que te gustan, curiosidades y fantasías girando en tu cabeza. A nivel espiritual, hay conexiones para construir y evolucionar con un compañero que está de acuerdo y que está tan interesado en hacer lo mismo contigo.

La Mentalidad Del *Kama Sutra*

La historia de "Los pájaros y las abejas" es una forma de pensar y presentar el sexo a los niños, y sirve para reproducirse. Si sólo tienes relaciones sexuales para tener un hijo, genial. Pero la expectativa de sexo ha superado las restricciones del Consejo Ecuménico Católico del año 300 DC. Se supone que el sexo es placentero en todos los sentidos: físico, mental y espiritual, todo en un sólo acto. Construye un puente entre dos personas, más allá de lo lógico y racional, como un camino rápido hacia el alma de otra persona. Por supuesto, hay cosas que todos podemos hacer mejor para que el sexo se sienta más placentero, pero solamente se pueden lograr a través de una mentalidad diferente de la que es común en la erótica occidental. ¿Cómo difiere el sexo en el *Kama Sutra* en tu mentalidad?

1. La Confianza Es Clave

Claro, para una entrevista de trabajo, la confianza personal es muy importante. Pero el *Kama Sutra* lleva esta idea a un nivel completamente nuevo. La confianza en ti mismo es de mínima importancia. La destreza sexual y la experiencia no significan nada en este campo. Tíralos por la ventana. **El primer trabajo de una pareja sexual es hacer que el otro se sienta seguro.** Esto significa ayudarlos a superar los miedos y las inseguridades previas, durante y después del acto. La confianza de la otra persona es la parte más importante de una interacción sexual.

2. Persistencia Y Esfuerzo

Mejor sexo no es fácil. Es uno de los placeres de la vida en los que vale la pena trabajar. El sexo es un baile que comienza antes de llegar al dormitorio. El *Kama Sutra* sugiere que la manipulación y el engaño son funciones legítimas del sexo como la honestidad y la franqueza.

Argumenta aún más contra los ideales del romanticismo clásico de varias maneras, lo que sugiere que no hay una "persona" para ninguno de nosotros. Más allá de la idea de uno, hay un océano de personas que buscan desarrollarse y crecer. La necesidad del individuo es asumir la carga de la responsabilidad sobre sí mismo en lugar de pesarlo sobre el destino del universo. Con demasiada frecuencia, los ideales del destino y la suerte permiten que las personas se absuelvan erróneamente de su responsabilidad. ¡Estas cosas llevan trabajo! Leer este libro es el primer paso para ese estudio, pero no es el último. Invierte tiempo en las cosas que quieres y cosecharás las recompensas. Siembre las semillas sólo una vez y luego deséchelas, y no habrá beneficio.

El *Kama Sutra* pide que el individuo, específicamente, un hombre, evolucione con la realidad en la que se encuentra. Nunca te detengas, simplemente cambie y recalibre, descubriendo lo que funciona en el camino. Si se dejara a hombres y mujeres a su suerte, no se unirían. El esfuerzo adaptativo, la atención y la persistencia superarán la mayoría de los obstáculos al amor.

3. Conexión Sobre Consumo

Se pueden ver muchas similitudes entre el amor descrito en el *Kama Sutra* en el Simposio de Sócrates e incluso en la doctrina cristiana dentro de la Biblia. Una mentalidad en expansión dentro del *Kama Sutra* es que hay cuatro tipos diferentes de amor: amor por hábito, amor por imaginación, amor mutuo y amor sin nombre.

El amor por hábito es el más fácil y más disponible de los amores. Es amor a través de la acción, constante y continua acción. A partir de ahí, hay amor a través de la imaginación, que se fabrica a partir de ideas y deseos en lugar de la realidad física realizada. El amor mutuo es un reconocimiento compartido del otro como un individuo que te ama. Estas son formas poderosas de amor, sin embargo, el *Kama Sutra* implica fuertemente que el amor sin nombre, un amor obvio para todos los observadores externos, pero oculto a los amantes, es el más poderoso de todos los amores. ¿Por qué es esto?

Cuando los dos amantes no lo ven, se topan con él sin expectativas. La expectativa mata las relaciones, el amor y el atractivo sexual. En ausencia de su carga, los amantes pueden florecer y expresarse honestamente. Pueden tener confianza en sí mismos, encontrar significado en un placer recién descubierto y superar obstáculos para construir algo auténtico. Dos individuos pueden conectarse con más fuerza porque nada le quita esa sensación.

No hay una forma de amor buena o mala, como lo expresa el *Kama Sutra*. Sin embargo, la lección más importante es abandonar las expectativas. Cuando ingrese al dormitorio, hazlo con los ojos abiertos y listo para experimentar en lugar de ingresar con una lista de tareas pendientes. Es una experiencia más placentera y empodera la yuxtaposición de la luz, y un profundo amor por desentrañar.

Al final del día, el *Kama Sutra* es un libro sobre una pequeña parte de la vida que alimenta y contribuye al todo. Es un producto de su tiempo. Usarlo como una forma de legitimar el método moderno, impulsado por el porno, de tener relaciones sexuales es perder todo el sentido. El sexo con estas personas no era un tema tabú, ni se tenía con la misma estima y enfoque que nuestra cultura tiene para ello. Era simplemente otra cosa, otra parte de la vida. Eso no quiere decir que los beneficios del *Kama Sutra* no se puedan aplicar al mundo que nos rodea y en el contexto del siglo XXI. Pero hacerlo requiere un cambio de mentalidad. Hay consistencia entre hombres y mujeres: El autor del *Kama Sutra* y las personas con las que vivía no eran físicamente diferentes. Pero tenían una mentalidad separada, un conjunto diferente de principios rectores que aplicaban al sexo.

No fue el único conjunto de principios. Cada cultura tiene su propia forma de erotismo y placer. Pero es diferente. De la misma manera que ir a diferentes restaurantes es una experiencia placentera, tener relaciones sexuales siempre debe incluir experiencias frescas y más placenteras. Los diez libros del *Kama Sutra* se sumergen en muchos detalles sobre cómo encontrar mujeres u hombres, métodos de manipulación e interacciones y afrodisíacos. Se incluyen dentro de los límites guías para interactuar dentro de la sociedad de la época, encontrar las mejores formas de desarrollar relaciones sexuales en matrimonios, y muchas ideas que enfurecerían a cualquier feminista. Fue un momento diferente en una sociedad diferente. Pero la sabiduría colectiva de múltiples sociedades antiguas y sus experiencias con los temas eternos del amor y el sexo es valiosa a pesar de esas diferencias.

La extracción de la sabiduría sexual de esta filosofía básica es posible con la condición de que se alinee con la mentalidad de la época. No se requiere adoptar la retórica antifeminista o la moralidad de la cultura de cientos de años. Sin embargo, internalizar una resistencia al juicio y la clasificación, un deseo de placer por las felicitaciones y un anhelo de conexión dentro de otra persona más allá del intelectual: esas son ideas que también vale la pena absorber en la vida más allá del dormitorio. Por ahora, sin embargo, exploremos las complejidades y técnicas detrás de los juegos previos.

En el próximo capítulo, vamos a aplicar las filosofías e ideas detrás de la experiencia sexual del *Kama Sutra* a los juegos previos modernos en las culturas occidentales.

Capítulo Dos: Técnicas De Juego Previo Esenciales

Imagina que estás sentado en un bar. Una pareja camina a tu lado, un hombre y una mujer. Ninguno de los dos tiene problemas de bebida, simplemente quieren relajarse en una primera cita. Entonces, naturalmente, ambos ordenan casualmente una bebida para tomar y disfrutar.

El hombre consigue una cerveza suave. Es tan fácil de beber que termina ordenando otra, y otra, y otra hasta que llega a donde quiere estar. La mujer pide un vaso alto de vodka puro. Ella ha estado bebiendo lentamente mientras el hombre corre entre cervezas, pero nada parece afectarla. El hombre puede tomar cervezas toda la noche, pero toma tiempo, paciencia y fuerza de voluntad atravesar un vaso entero de vodka puro.

Esto es más o menos cómo se producen los orgasmos masculinos y femeninos entre sí. Para los hombres, es relativamente rápido emocionarse y llegar al orgasmo, pero, para las mujeres, lleva tiempo y esfuerzo, como un acto equilibrado de presiones psicológicas, fisiológicas y sociales en un momento. Para todas las diferencias entre los dos, hay una base común: la importancia de los juegos previos.

Imagine esa misma primera cita, pero después de dos tragos, el hombre se arrodilló, profesó su amor por la mujer y le pidió que se casara con él. ¿Cuál sería la reacción de la mujer? En una situación de citas moderna donde los años pueden pasar antes de considerar la pregunta, ¿qué tan incómodo y apurado se sentiría? La misma noción se aplica al sexo. Los juegos previos son la construcción del clímax, la pista de aterrizaje del avión. Si es demasiado corta, nunca hubo oportunidad de despegar.

Los juegos previos mejoran el sexo para ambas partes involucradas. En múltiples estudios, los científicos descubrieron que los juegos previos crean un orgasmo más agradable y placentero, ayudan a los hombres a durar más tiempo mientras tienen relaciones sexuales e incluso pueden agrandar la erección masculina (en el caso de la estimulación oral frente a la autoestimulación). Para una mujer, los juegos previos son un requisito para el placer. Trabaja para obtener las tres partes diferentes del sexo, fisiológica, psicológica y social, en la misma página y trabajando para el mismo objetivo: clímax. Si los tres no están presentes, es muy difícil que una mujer llegue al clímax. Los juegos previos erosionan las barreras al placer, idealmente, 18 minutos.

Hacer El Amor vs. Sexo

El deseo es una expresión natural del yo que se aplica tanto a las cosas y los sueños como al sexo y al placer. El sexo es excelente para proporcionar placer, tanto físico como mental. Sin embargo, hay una línea en la arena donde el sexo se convierte en algo diferente. Cuando el sexo se vuelve vulnerable con la esperanza expresada de conectarse con la pareja, una caminata profunda e íntima en tándem emocional hasta el núcleo del ser del otro, el sexo puede hacer la transición a hacer el amor, si lo permites.

Hacer el amor se caracteriza por esa intimidad. Donde el sexo se centra en el placer, el clímax y la diversión, hacer el amor es una apertura profunda que se genera en esos momentos. El enfoque cambia del clímax al juego previo, pero se mueve más allá de las sensaciones del tacto. Incorpora sabor y olor. En lugar de hablar sucio, se escuchan suaves susurros de afirmación y amor. Hay conversaciones sobre cuánto se preocupa cada persona por la otra con los ojos cerrados. La vulnerabilidad intensa y la apertura emocional otorgan acceso a una experiencia espiritual y al alimento del alma más allá de los placeres físicos del yo. Hay autenticidad a través de la honestidad que es difícil de lograr solamente a través del sexo. Y, al final de todo, puedes decidir que un orgasmo ni siquiera vale la pena. Ese no es el punto. Es un ejercicio de apertura espiritual.

Todavía está, a nivel físico, ocurriendo dentro del cuerpo, lo que significa que, como alguien que hace el amor o tiene relaciones sexuales, ciertos puntos de acceso permiten la experiencia de un mayor placer. Estas se llaman zonas erógenas.

Las Siete Zonas Erógenas

Hay siete puntos específicos del cuerpo que podrían ser un poco más receptivos. No sólo se describen con gran detalle en el *Kama Sutra*, sino que su existencia también ha sido respaldada y explorada a fondo por la ciencia moderna. Acceder a cada uno de estos es una cuestión de tacto. Besos, mordiscos, besitos y lamidos trabajan para estimular estos focos de energía sexual. Para los hombres, en orden de mayor a menor placer, son:

1. Pene
2. Boca y Labios
3. Escroto
4. Cuello + Nuca
5. Pezones
6. Perineo
7. Pies

Para las mujeres, existen siete similares:
1. Clítoris

2. Vagina
3. Cérvix
4. Boca y Labios
5. Cuello + Nuca
6. Senos + Pezones
7. Orejas

También hay algunos puntos en disputa: muchos hombres pueden no obtener placer de los pezones mientras que otros disfrutan de los pies. Para las mujeres, es común escuchar el interior de la muñeca como una octava y novena zona en disputa. En cualquier caso, estas generalizaciones deben explorarse en el contexto de los juegos previos. Leer el lenguaje corporal y la reacción de su pareja, así como comunicarse, es fundamental para agregar a la hoja de ruta de placer de las zonas erógenas. ¿Qué mejor manera de explorar estas zonas que con un beso?

Besos

El primer beso es el comienzo de cada gran romance: besarse tiene la mayor importancia dentro de una relación, aunque a menudo se limita a besitos. Fuera del *Kama Sutra*, Vātsyāyana terminó describiendo en detalle más de 5,000 tipos diferentes de besos. ¿Cuántos has intentado? Hay casi infinitas iteraciones de besos que se pueden probar y experimentar. De hecho, todo un campo de estudio llamado filematología se ha dedicado a la artesanía en lo que debe ser una pesadilla de recursos humanos dentro de cualquier universidad. El *Kama Sutra* también establece explícitamente dónde entregar los besos: la frente, los ojos, las mejillas, la garganta, el pecho, los senos, los labios y el interior de la boca. Cada uno tiene su propio conjunto de besos con variables de presión, compromiso de la lengua, fruncimiento de labios y respiración. Por ejemplo, un beso en los párpados debe ser suave y firme, mientras que un beso en los labios o la boca puede disfrutar de una acción variable de la lengua o lamer

Sin embargo, aquí hay algunas permutaciones interesantes del *Kama Sutra*:

1. *El Beso Contacto:* Toca suavemente la lengua con los labios de la otra persona, delineando la parte de la boca, antes de besarla suavemente.
2. *El Beso Doblado:* Echa la cabeza hacia atrás y deja que tu pareja se bese en y debajo de la barbilla, dentro del cuello o la manzana de Adán, y eventualmente se dirijan en una dirección u otra.
3. *El Beso Encrespado:* Al besar el seno de una mujer, desliza la lengua suavemente debajo del seno, hasta el pezón.
4. *El Beso Delicado:* Desde la nuca, frunce suavemente los labios y mordisquea sin los

dientes, como plantar semillas pequeñas en la espalda. Combina esto con el calor de tu aliento.

5. *El Beso Metáfora:* Besar un objeto o parte del cuerpo en presencia del amante, insinuar que el beso fue para ellos. Esto se describe en el *Kama Sutra* a través del uso de un niño, que obviamente es inapropiado hoy en día. Los objetos funcionan mejor en el siglo XXI.

Con todas las cosas, besar es algo que se personaliza mejor. ¿Cómo reacciona tu pareja al morder la muñeca o lamer la oreja? Los juegos previos son una oportunidad para descubrir los pequeños gustos de una persona si es la primera vez que están juntos. Si entras en juegos previos con el conocimiento de la persona de experiencias pasadas, cambiar el beso puede ser una excelente manera de explorar más y mantenerlos adivinando. Después de todo, hay más de 5,000 anotados. Incluso con un número tan grande, todavía hay complejidades que puedes explorar personalmente con tu pareja. Experimente, manténgalos alerta y sepa que existen opciones para nuevas formas de besarse. Aunque es una de las formas de juego previo más efectivas y divertidas, besar no es el único que existe.

Juego Previo

En esencia, el juego previo es encontrar formas placenteras y creativas de comunicar una sola idea: "Te deseo". Un buen juego previo considera el contexto, la personalidad y el ritmo durante el acto. Pero nunca debe comenzar en el dormitorio. Recuerde, el sexo también es un juego psicológico. Significa comenzar horas antes y millas de distancia de la cama.

Antes del Dormitorio (U Otra Área)

Una novela romántica suele tener 300 páginas por qué no llevan a un momento final directamente. El romance está investigando esa pregunta: creando tensión y suspenso a través de la anticipación. Hay muchas, muchas maneras de hacer esto, ¡así que sé creativo! Hoy, esto toma muchas formas. Lo creas o no, "sexting", el acto de inyectar insinuaciones sexuales o fantasía en mensajes de texto, es la forma más fácil de hacerlo. Simplemente estar lejos el uno del otro con la anticipación, fantasear con lo que sucederá cuando se vuelva a conectar, puede ser suficiente. Dirige su atención hacia usted y el asombroso y alucinante placer que experimentarán más tarde. Pero hay muchas formas creativas de hacerlo, ¡así que diviértete! La clave es que algo debe restringir su capacidad de hacer algo sobre el deseo. Seducir a tu pareja, nuevo y vibrante o experimentado y practicado, se trata de jugar el juego de la anticipación y la tensión. Construir y liberar. Aquí hay algunas ideas para comenzar:

1. Actualizaciones de calendario
2. Actúa como si no se conocieran
3. Toma el mando

Hay algunas cosas a considerar. Donde estés puede afectar el estado de ánimo y el tipo de scxo directamente. El sexo en un armario de escobas durante un discurso de la dama de honor es muy diferente de tener un dormitorio durante toda la noche. El estado de ánimo fluye a través del espacio físico tanto como lo hace a través de las acciones de cada persona. Entonces, cuando sea posible, manipula el espacio. Esto significa abordar cosas como la luz, el sonido, el olor, la temperatura y el tiempo de antemano. Todo debe estar al servicio del placer. La luz nunca debe ser demasiado abrumadora, la música, sin distraer o en silencio, el olor relajante y la temperatura constante. La manipulación del tiempo funciona a favor de la emoción, ya sea garantía o la falta de ella.

El toqueteo temprano es eléctrico. Pero recuerde que, en los juegos previos, todo está al servicio de la acumulación de tensión. Este puede ser un toque nutritivo, como un afeitado o lavado, que puede hacer maravillas para profundizar una conexión existente. Un coqueteo más tradicional como un pie debajo de la mesa, robar un beso o escabullirse las manos puede hacer maravillas por el deseo del otro. Pero más que nada, debe estar al servicio de una tensión mayor, sondeando y empujando en lugar de cumplir.

En El Acto

Ahora está encendido. Como hablamos antes, no evites los juegos previos y saltes directamente al sexo. La presión es igual al placer. Deje que la presión aumente todo el tiempo que pueda, luego actúe para una experiencia más placentera y satisfactoria. Hay muchas, muchas maneras en que esto puede suceder, involucrando chocolates y comida, un striptease o un masaje, también son excelentes maneras. Junto con eso, el sexo oral es una de las mejores maneras de hacer que una pareja funcione. Pero en esta sección, centrémonos en los actos específicos a los que puede que no le prestes suficiente atención que enloquecen tanto a hombres como a mujeres.

Hacia Las Mujeres

Se dice que la palabra de un hombre es su obligación. Esto no se limita a los negocios o la política. De hecho, se extiende hasta el dormitorio también. Di lo que vas a hacer y luego hazlo. Esta es una manera muy, muy fácil de volverla loca y aumentar aún más esa tensión. Sin embargo, mientras que a algunas mujeres les gusta cuando tomas el control, otras no quieren escuchar tu voz en absoluto. No hay una sola regla. En cualquier caso, la comunicación no solo mejora el sexo, sino que también estimula el lado psicológico de la experiencia. Tenga en cuenta que la mayor parte de la comunicación no es verbal.

Las delicadas y cuidadosas lamidas y besos del pecho de una mujer son extremadamente sensuales. Toca cientos de miles de terminaciones nerviosas tanto dentro como alrededor del pezón. No descuides el seno en nombre del pezón. Encuentra el camino, besándote y sondeando en toda la zona para encontrar sus lugares.

Besar y lamer el cuerpo, en general, se extiende más allá del seno. Besarse es el método fácil y de bajo costo para que una mujer ruegue por ti. Debe extenderse a través de las siete zonas erógenas y en los rincones y grietas del cuerpo, brazos y axilas, muslos internos y pelvis. En combinación con estos, el aliento y la saliva trabajan en conjunto para cambiar las temperaturas de las diferentes áreas.

Hacia Los Hombres

Antes de que los besos vuelen, las mujeres tienen una habilidad especial para cambiar los roles y hacerse cargo. Pequeños actos como empujarlos sobre la cama antes de quitarse la ropa, llevarlo al dormitorio, o una pequeña provocación puede hacer maravillas. Cualquier cosa que dé la sensación de que tienes el control de la situación puede ser muy estimulante para el hombre. A veces, lo contrario, ser sumisa, puede funcionar con un efecto positivo. Pidiéndole que entre al dormitorio, diciéndole que lo necesitas, y otras formas de mendicidad a menudo lo hacen más que dispuesto a complacerte.

Muchas de las mismas reglas para las mujeres se aplican a los hombres. Lamer y besar suavemente alrededor del cuerpo para encontrar puntos de tensión congestionada hace maravillas, especialmente alrededor de la pelvis o el cuello. Estos son lugares donde los hombres almacenan mucha energía y presión. Un beso o un mordisco en estos espacios puede volverlos locos.

Morder

Morder, agarrar y rasguñar son excelentes maneras de expresar un antojo por tu pareja. Separa a los inexpertos de los que han estudiado. Esto se conoce como odaxelgania y puede ser un éxito o una falla. La clave es una mezcla de presión y tiempo, pero es una de las formas más fáciles y aceptadas de sadismo sexual. Es mejor concentrarse en las zonas erógenas para morder, mientras que la espalda, las nalgas y las piernas son excelentes lugares para rasguñar. El *Kama Sutra* describe específicamente algunos tipos diferentes de mordeduras:

1. *La Mordida Oculta:* suave, solo se muestra por el ligero enrojecimiento de la piel, a menudo dispersa o en los labios

2. *La Mordida Hinchada:* presiona la piel hacia abajo en ambos lados, generalmente alrededor de la oreja

3. *La Punta:* una mordida ligera y pequeña en una parte específica de la piel, usando dos dientes

4. *La Línea de Puntos:* forma un círculo de puntos alrededor, cerca o en una zona erógena. Estos se aplican mejor a la garganta, la axila y las articulaciones.

5. *El Coral y las Joyas:* morder con toda la boca para crear una mordida ornamental con los dientes. Estos también se dispersan mejor alrededor de la garganta, la axila y las articulaciones.

6. *La Nube Rota:* pequeñas mordidas que forman ligeras marcas de nubes. En una mujer, esto generalmente se hace alrededor del seno y los pezones.

7. *La Mordedura del Jabalí:* la mordedura del jabalí es una mordida más dura e intensa en un momento de intensidad. Ten cuidado de regular el umbral de dolor de tu pareja, pero puede ser extremadamente íntimo. Por lo general, esto está reservado para los hombros o los senos.

Morder es una excelente manera de sorprender al sistema en un momento de pasión, obligando al cuerpo a reaccionar ante una rápida explosión de dolor inesperado solo para estrellarse en una ola de placer. Hay una forma más de desarrollar la tensión de los juegos previos, algo que va completamente en contra de morder y rascarse.

Masajes Y Aceites

Un requisito previo para el placer es la relajación. La yuxtaposición entre relajación y tensión sexual se materializa mejor a través de un masaje sensual. Estos no son masajes tailandeses completos con movimientos de lucha o golpes fuertes en la espalda de tu pareja. Estos son masajes gentiles y suaves diseñados para provocar estimulación y retorcerse más que romper un nudo.

La clave para un masaje erótico es el uso de aceite. Qué tipo depende en gran medida de la persona que recibe el masaje, así que pregunta y experimenta. Es importante tener cuidado al aplicar aceite, asegurándose de que sea seguro hacerlo para todas las partes. Esto es especialmente importante si el aceite se ha calentado ligeramente antes de la aplicación. Los estudios demuestran que ciertas propiedades afrodisíacas de diferentes aceites afectan a hombres y mujeres de manera diferente. Tener en cuenta esa distinción es importante al elegir el aceite adecuado. Para las mujeres: la salvia, la lavanda, el sándalo y el ylang-ylang son aceites afrodisíacos preferidos. Para los hombres, los aceites *Carpolobia, Eurycoma Longifolia* y *Casimiroa Edulis* proporcionan una mayor estimulación sexual. Sin embargo, la distinción entre estos aceites es mínima en comparación con la práctica de masaje que está utilizando junto con ellos.

Hay muchas formas de masajes, pero hay siete formas principales que son excelentes para hombres y mujeres.

1. Dúo o Masaje a Cuatro Manos

Este masaje involucra a dos personas que trabajan sobre el cuerpo del receptor, masajeando meticulosamente cada parte del cuerpo. Involucra aceite en las masajistas y el receptor, generalmente requiere mucho tiempo y es meticuloso. A menudo es una experiencia visual y física abrumadora para el receptor disfrutada durante un largo período.

2. Masaje Nuru

Nuru, que significa "resbaladizo" en japonés, también se conoce como el masaje cuerpo a cuerpo. Esto implica que una masajista se quite toda la ropa, aplique un aceite inodoro e insípido tanto a ellos como al donante, y luego frote su cuerpo sobre el receptor. El objetivo de un masaje *Nuru* es conseguir el contacto más amplio posible, a menudo conduciendo directamente a las relaciones sexuales. La clave para un masaje *Nuru* es el aceite, un aceite especial hecho de algas marinas, que generalmente está prefabricado.

3. Yoni o Masaje Vaginal

Un masaje *Yoni* es un masaje tántrico de cuerpo completo que culmina en el masaje de la vagina, el punto G y el clítoris. A menudo se usa como un ejercicio para ayudar a las mujeres a pasar por una experiencia espiritual transformadora. Es importante crear un espacio relajante que le permita entrar en un estado completamente tranquilo, centrándose en la vagina junto con todo el cuerpo.

4. Lingam o Masaje de Pene

Este masaje se enfoca específicamente en las estimulaciones naturales dentro del pene, incluidos el eje, los testículos, el perineo y la próstata externa. Al igual que el masaje *yoni*, implica un masaje corporal completo y un masaje que luego culmina en un masaje del pene.

5. Masaje de Próstata

Para los hombres, la próstata se conoce como una parte emocional, sexual y sagrada del cuerpo. No solo está conectado a las sensaciones físicas, sino que también hay muchas presiones psicológicas que contribuyen a la acumulación de presión en el área. Un masaje estimula toda el área, trabajando pacientemente para aliviar esa tensión masajeando suavemente la próstata externa antes de estirar suavemente el ano.

Puede ser una experiencia muy fuerte e íntima para los amantes y generalmente se acompaña de un masaje lingam.

6. Masaje Jabonoso

Un baño puede ser muy estimulante. El masaje con jabón implica la limpieza íntima de un compañero en la ducha o en el baño donde se usa jabón en lugar de aceite. Esto no solo juega con la naturaleza nutritiva de una relación íntima, sino que también limpia el otro para un mayor masaje e interacción sexual. También puede servir como una buena manera de comenzar el día.

7. Masaje Tántrico

Estos masajes incluyen una lista de diferentes técnicas derivadas de elementos de yoga, bioenergética y terapia sexual. Críticamente, el receptor nunca es el dador, es el trabajo del receptor rendirse por completo a la sensación de sentimientos y emociones. Se trata de seguir sentimientos de relajación en lugar de avanzar hacia un orgasmo.

Los juegos previos sirven como la base sobre la cual se puede construir el placer. Todo esto, desde besos hasta masajes, trabaja para estimular, construir e impulsar el deseo, lo que resulta en una experiencia más intensa y placentera para ambas partes involucradas. Dentro de muchas piezas de literatura, existe una noción que rodea la energía sexual que fluye a través del cuerpo. La incorporación de estas técnicas y consejos preliminares debe aprovechar esa sensación de flujo, siguiendo una progresión natural en lugar de una lista de verificación. Aprovechar esas sensaciones naturales es un viaje personal que puede ser asistido por estas técnicas.

Capítulo Tres: Estimulación Del Clítoris y Orgasmo Femenino

Orgasmos. Nuestro lenguaje carece del vocabulario para describir la experiencia individual, pero el orgasmo tiene un poder diferente al de otras funciones corporales. Al igual que otras funciones corporales, todos las experimentamos de manera diferente. No hay dos personas que tengan el mismo orgasmo. Algunas personas se retuercen y suspiran, otras arrojan chorros y gritan. Además, hay diferentes maneras de alcanzar el orgasmo: sugerir que es un destino final es perderse todo el panorama.

Los orgasmos femeninos son notoriamente evasivos. También llamado "cuming" (acabar) o "clímax", tener un orgasmo es una experiencia trascendente para ambas partes. Suelen existir expectativas ponderadas sobre el orgasmo femenino por todas las partes involucradas. Para los hombres, se ve como un signo de calidad, mientras que las mujeres a menudo se sienten avergonzadas si no pueden llegar al clímax. En realidad, no es un requisito para el "buen" sexo, ni es una línea de meta que alcanzar. Hombres, ustedes no son fracasos por no llevar al orgasmo a una mujer. Mujeres, no hay nada malo contigo. No le mientas a los hombres, más bien mantén una conversación sobre el sexo y trabaja colectivamente para obtener más placer.

Darle a tu amante un orgasmo es uno de los grandes gozos de la vida. Un texto filosófico como el *Kama Sutra* sería negligente en no decir nada sobre ellos. Lo primero que dice es bastante sencillo: **las mujeres deben tener un orgasmo primero.** Se considera una prueba de que comprende y respeta las necesidades de su pareja. Entonces, ¿qué está pasando durante un orgasmo?

Hay una construcción lenta antes de un orgasmo femenino. En reacción directa a la estimulación prolongada, el cerebro está formando un cóctel de dopamina y oxitocina, o los químicos "sentirse bien". Este cóctel está diseñado para prolongar el éxtasis inminente. Cambia la actividad de los lugares responsables de la ansiedad y el miedo, reforzando una sensación de calma y relajación. Al mismo tiempo, la frecuencia cardíaca aumenta y la piel se ruboriza a medida que la sangre corre por todo el cuerpo. Los músculos de la espalda, la pelvis, el ano y la vagina se tensan rítmicamente e involuntariamente. Luego, de repente, todo se libera.

Lo que suceda después ni siquiera depende de ella. Arañando, chorreando, gimiendo o gritando: todos están sobre la mesa. Pero, de nuevo, si lees la sección de juegos previos, el orgasmo se trata de una acumulación de tensión y excitación. Toma tiempo y esfuerzo. Pero esto no se trata de juegos previos. Se trata de la estimulación del clítoris y la vagina que conduce al orgasmo.

Dependiendo de con quién hable, hay entre cuatro y ocho formas en que una mujer puede llegar al orgasmo. Existen muchos argumentos sobre cuán diferente es la experiencia para cada uno de estos orgasmos, pero todos están trabajando para estimular el mismo conjunto de nervios. En esta sección, nos centraremos en los cuatro puntos principales de la estimulación orgásmica: clítoris, punto G, punto A y punto U.

Estimulación del Clítoris

Externamente, el clítoris es un sólo "botón" en la parte superior de la vagina. Pero eso es solo la punta del iceberg. Internamente, es un nervio en forma de espoleta que rodea toda la vagina. El bulbo del clítoris único en la parte superior de la vagina alberga más de 8,000 terminaciones nerviosas. Compare esto con las 4.000 terminaciones nerviosas de la cabeza del pene, y tendrá un medallista de oro en los Juegos Olímpicos de placer. La información más importante: ¿dónde está el clítoris?

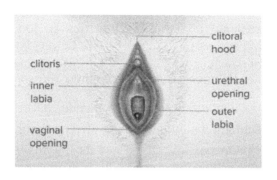

¡Ahí está! Tenga en cuenta que viene con una capucha del clítoris. Esta es una pieza variable en cualquier experiencia sexual. Algunas mujeres prefieren que muevas la capucha y accedas directamente al clítoris. Otros no pueden tomar la estimulación y prefieren que sea masajeada indirectamente. Cada mujer es diferente, así que experimenta en el terreno. Su cuerpo te mostrará, si estás haciendo algo bien. ¿Qué tipo de herramientas tienes para ponerla en marcha?

1. Chupar y Mordisquear

Al enfocarse en el bulbo del clítoris con la boca, chupar y mordisquear junto con lamer son excelentes maneras de encenderla. NO muerdas. Si eres un hombre, imagina que alguien te muerde el pene, no es genial ni agradable. NO chupes por un período prolongado. Dos o tres segundos, como máximo, y luego a otra cosa. Imagina que estás chupando suavemente un labio. NO le des co todo con la lengua.

2. Dibujar Círculos (Pregunta)

Deja el alfabeto en casa. Puedes hacer esto con su lengua, un solo dedo o dos dedos. Pero, según lo informado por investigadores de la Universidad de Indiana, los círculos fueron descritos como favoritos para 3 de 4 mujeres. Sin embargo, el mismo estudio describió cómo las mujeres "típicamente encuentran un patrón y lo mantienen". El 25% de las mujeres estadounidenses no hacen círculos, por lo que preguntarle a una mujer *cómo* le gusta es mucho mejor que el juego de adivinanzas que podría acarrear.

3. Insinuaciones

Insinuar es cuando tientas su clítoris, haciendo pequeñas insinuaciones y **creando tensión**. Esto puede ser tan simple como moverse hacia, luego alejarse o jugar deliberadamente justo al lado del clítoris sin tocarlo.

4. Elige Un Lado

A menudo, una mujer tiene un lado preferido para la estimulación. Encuéntralo y quédate con ese.

5. Movimientos Creativos

Pintar la valla. Limpia parabrisas. Figura ocho. Hay cientos de pequeños movimientos divertidos que pueden volver loca a una mujer.

6. Armónica/Colibrí

Este es un movimiento avanzado. La Armónica, también conocida como el Colibrí, coloca suavemente los labios sobre el clítoris y tararea. Esto crea una baja vibración en los labios y en el clítoris, estimulándolo directamente. Para obtener un efecto adicional, espera hasta que ya esté teniendo un orgasmo para usarlo. Una vez más, nunca muerdas el clítoris.

7. Masaje de Pene

Si ya estás en la zona, ¿por qué no te das un masaje rápido de pene? Toma tu pene erecto y muévelo contra su clítoris como si estuvieras afilando un cuchillo con un diamante.

8. Vibradores/Juguetes Sexuales

Los vibradores y los juguetes sexuales son una excelente manera de estimular directamente el clítoris mientras hacen otras cosas. Es como tener un pequeño robot ayudante. Hay muchas, muchas formas de incorporar una gran cantidad de juguetes sexuales. Por ahora, un pequeño vibrador que descansa contra el clítoris lo liberará para usar otras zonas erógenas y, tal vez, incluso se agregará a tu propio placer.

Punto U

Esto también está fuera de la vagina: **la uretra**. Definido recientemente y no mencionado en el *Kama Sutra*, pero vale la pena mencionarlo aquí, el punto U es la piel en la parte superior de la vagina. Muchas personas sospechan que es parte de la estructura del clítoris subyacente, pero lo más importante es la estimulación que proporciona.

Puedes estimular el punto U utilizando las mismas herramientas mencionadas para el clítoris: cualquier combinación de presión, temperatura y velocidad producirá resultados diferentes. Muchas personas descubren su existencia cuando la pareja frota su pene hacia arriba y hacia abajo a lo largo de la vagina. Encuentra lo que te funciona ¡y adelante!

Punto G

El legendario punto G es el punto de placer más accesible dentro de la vagina, ubicado entre 2-3" (5-8 cms) en el techo. La piel allí es típicamente distinta de las otras partes del canal, luciendo una textura acanalada en lugar de la suave que lo rodea.

No es un botón mágico que permite a las mujeres llegar al clímax al mando. Como todos los otros puntos erógenos, es importante que lo masajees, teniendo en cuenta cómo reacciona a las diferentes presiones y movimientos. De nuevo, cada mujer es diferente. La experimentación es siempre la ruta al orgasmo.

Afortunadamente, también hay toda una industria dedicada a la experimentación. Si aún no has invertido en un juguete sexual, hay muchos curvados específicamente para estimular y complacer el punto G.

Punto A

Este es el segundo punto de placer interior de la vagina. Este lugar solo se describió médicamente en la década de 1990, por lo que es relativamente desconocido para la mayoría de la población.

Si piensas en el canal vaginal como un túnel, el punto G está en un extremo y el punto A en el otro. El punto A es una experiencia diferente estimulada por una penetración más profunda en lugar de la acción superficial del punto G.

Se llega a este punto con el pene, los dedos o un juguete sexual; requiere penetración profunda y relajación. Afortunadamente, no sufre de sensibilidad posterior al orgasmo como lo hace el clítoris, por lo que es el candidato ideal para entregar orgasmos múltiples consecutivos. Sin embargo, el

75% de las mujeres no pueden experimentar un orgasmo sólo por penetración. El punto A es a menudo una idea de último momento en lugar de un sitio buscado. Pero si ella está pidiendo profundizar, esto es lo que te está pidiendo que lo uses.

Notas sobre técnicas de penetración

1. Usar Los Dedos Y El "Ven Aquí"

Penetrar a una mujer con los dedos es una de las formas más fáciles de estimularla y llegar al clímax. La resistencia de un hombre es a menudo menor que la cantidad de tiempo que ella necesita: los dedos son la mejor manera de cerrar esa brecha.

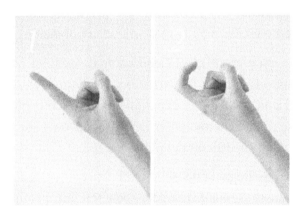

De estos métodos, el movimiento "ven acá" es la mejor manera de estimular un orgasmo. Estimula directamente el punto G.

La digitación no siempre necesita imitar la entrada y salida del pene. Descansar los dedos dentro de la vagina, examinar suavemente los bordes y los movimientos variables son excelentes maneras de ayudarla a ponerse en forma de manera fácil y divertida.

2. Penetración del Pene

El pene no es un pistón, y un hombre no es un consolador gigante con algunos pedacitos extras. Cuando el pene está dentro de la vagina, una forma de acercar a una mujer al clímax es darle en estos puntos de manera constante. Hay posiciones específicas descritas en el *Kama Sutra* que se revisarán más adelante, pero por ahora, comprender estas estructuras anatómicas es clave para producir un orgasmo femenino.

Cosas que previenen el clímax

A veces, la incapacidad para llegar al clímax no tiene nada que ver con la pareja sexual o el acto en sí.

1. Ansiedad: la ansiedad durante el sexo es muy común para todas las partes involucradas. La

mejor manera de abordar esto durante el sexo seguro es, casi de forma meditativa, centrarse en el placer. ¿Cómo se siente? De la misma manera que podrías concentrarte en tu respiración, concéntrate en las sensaciones del cuerpo.

2. No tensar los músculos: los músculos deben ser lo suficientemente fuertes como para tensarse involuntariamente. Si no está llegando al clímax, puede ser una buena idea apretar manualmente los músculos kegel y el botox.

3. Lubricación: el sexo es sucio. Asegúrate de que también sea resbaladizo. Incluso si esto se logra naturalmente, nunca hay daño al agregar un poco de lubricante a la mezcla.

4. Auto restricción: ¿Tiene miedo de perder el control, hacer ruido o comunicarse? Centrarse en estas tres formas comunes de auto restricción no solo aumenta la ansiedad, sino que también previene su expresión natural de éxtasis. Para los hombres, asegúrese de fomentar este comportamiento a través de indicaciones y aseguraciones. Si esto se vuelve demasiado difícil o aterrador, puede ser una buena idea hablar con un terapeuta sexual.

5. Medicamentos: muchas formas de medicamentos pueden afectar la capacidad

de una mujer para llegar al clímax. Asegúrate de investigar sobre tu marca específica para ver si esto es un efecto secundario. Si es así, hable con un médico sobre alternativas o soluciones.

Una de las preguntas sexuales más buscadas en Google es "cómo darle un orgasmo a una mujer". Pero la respuesta no está en una revista barata que necesita vender otra copia la próxima semana. La respuesta proviene de la anatomía humana y las diferentes experiencias culturales de placer en el transcurso de la existencia humana. Bien por ti por hacer tu investigación. ¡Eso ya te pone por delante de la manada! Pero la estimulación de los genitales humanos no se detiene con los juegos previos y el clítoris. En el próximo capítulo, analizaremos el sexo oral.

Capítulo Cuatro: Sexo Oral

Todos tenemos las mismas partes. El pene y el clítoris provienen de las mismas terminaciones nerviosas antes de que el bebé tenga género, la próstata y el punto G también. Más obviamente, los hombres y las mujeres comparten la boca: una máquina de placer bien lubricada. Hay algo más allá de las sensaciones que puedes sentir solo a través de los labios, la intimidad y la pasión que se pueden transmitir a través de un beso: el sexo oral.

El sexo oral no es exclusivamente humano, pero el lenguaje sí. Miles de generaciones de mamadas y masticadas nos han llevado a un momento único en el tiempo. Es posible aprender, compartir y experimentar nuevas ideas juntos. Hay muchas cosas que la humanidad ha aprendido: este capítulo revisará trabajos forzados, ir hasta abajo de una mujer y algunas de las mejores posiciones para probar.

Introducción a Las Chupadas

Más que nada, una mamada se trata más que nada de las campanas y silbatos adicionales que traes. El entusiasmo, la succión, el ruido, la lubricación, el uso de las manos y muchos más factores contribuyen a la calidad de una mamada. ¡Lo importante es que lo hagas tuyo! Un movimiento característico en tu arsenal de movimientos sexuales. Primero, sin embargo, entendamos mejor qué constituye el pene masculino.

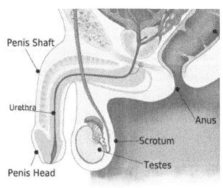

Los penes vienen en diferentes tamaños, pero la forma es relativamente consistente. Como se muestra arriba, hay entre tres y cuatro áreas principales para la estimulación: la cabeza, el tronco, el escroto y el prepucio (opcional).

La mayoría de los penes están bien cuidados y arreglados. Ciertas realidades deben entenderse antes de entrar en una mamada. El primero es cuánto se masturban los hombres. Esto es algo de qué hablar con el hombre, pero no es raro que un hombre corra a través de una masturbación para llegar al clímax. A menudo es más un ordeño bien lubricado. Es posible que no sientan que tienen tiempo, que lo hagan en secreto y que no se tomen el tiempo para explorar a fondo. Su trabajo, como la persona que otorga la mamada, es mostrarle el error de sus formas. Hay algunas cosas a considerar primero.

Para Evitar

Hay algunas cosas a tener en cuenta, pero el mayor asesino de cualquier mamada es la participación de los dientes. Raspar con los dientes el costado del pene no es cómodo ni placentero para el hombre y a menudo es doloroso. Ten cuidado y no te estreses. Ve solo hasta donde te sientas cómoda.

Recuerde que la higiene es lo primero. Si un pene no está bien mantenido, es un pase libre para huir. Si un pene huele mal, tiene algún tipo de protuberancias o forúnculos sospechosos, no lo acerques a la boca.

Cosas Que Él Quiere Que Sepas

Recuerde que la cabeza del pene y el clítoris son muy, muy similares. Una de las cosas más importantes compartidas entre los dos es su sensibilidad después de un orgasmo. A medida que un hombre se acerca cada vez más al orgasmo, la cabeza de su pene se vuelve cada vez más sensible. Después de un orgasmo, él es extremadamente sensible. No te sorprendas si intenta evitar que haga algo después de acabar. Es una reacción natural a la sensibilidad intensa y repentina.

Del mismo modo, existe la oportunidad de aumentar el placer. Un toque ligero puede ser extremadamente estimulante. Con el pene fuera de la boca, un ligero lamido, un beso o un suave masaje pueden ser una excelente manera de provocar cada gramo de placer de una mamada.

Muchas cosas aparentemente pequeñas pueden cambiar la sensación de una mamada. La ubicación de la mamada puede ser un factor importante. Cambiarlo de la habitación a otro lugar, simplemente acostado o de pie, o en cualquiera de las próximas posiciones, son excelentes maneras de agregar chispa a una mamada. Además, el contacto visual, el sondeo de próstata y el descuido son factores importantes a tener en cuenta al realizar una mamada.

Las manos son una pieza importante del rompecabezas. Si sus manos no tocan el pene, hay muchas otras áreas excelentes para colocarlas. Agarrando su trasero, debajo de sus muslos y en sus rodillas se encuentran todos los lugares excelentes. El objetivo es comunicar entusiasmo.

¡La guinda de cada mamada es la creatividad! La ubicación y el posicionamiento se pueden cambiar fácilmente, pero ¿qué más? ¿Temperatura, tal vez? ¿Una mamada con cubitos de hielo en la boca? ¡Cuanto más creativa y entusiasta, mejor sale!

Por último, más que nada, espera que tú también te diviertas. Recuerde que no hay una manera correcta de hacer una mamada, que está construyendo una barra de placer. Haz lo que quieras y experimenta.

Escupir o Tragar

Esta pregunta es una fuente de tensión para muchas personas que realizan mamadas. A algunas personas no les gusta el sabor del semen o lo han asociado negativamente, mientras que otras lo disfrutan. Encontrar una forma agradable de trabajar con el semen después de que un hombre llega al clímax depende de la persona que hace la mamada.

La ingestión de semen no es ni debe considerarse un acto grosero, ni está fuera de la norma. Si te sientes incómoda con el sabor, pero aún quieres tragar, prepara el movimiento para que el hombre tenga un orgasmo mientras la cabeza de su pene está hacia la parte posterior de tu garganta.

Si no prefieres ninguna de estas opciones, puedes sacar el pene de tu boca y acariciarlo a un ritmo consistente con la boca hasta que acabe. ¡Ten en consideración la limpieza después!

Con respecto a los besos posteriores, depende de las personas involucradas. Algunos hombres no quieren probar su propio semen, mientras que a otros no les importa. Una buena manera de limpiar el semen de tus labios es besar su cuerpo mientras te mueves de su pene hacia su boca.

Inspiraciones

1. Posiciones de Chupadas Regulares
   a. De Rodillas: la mujer se arrodilla frente al hombre de pie
   b. Relajado: tanto la mujer como el hombre están acostados
   c. Posición Follada de Cara: con la mujer acostada, el hombre la monta a horcajadas mientras ella le agarra las caderas

2. Posiciones de Chupadas Elevadas
   a. Silla de Jefes: con el hombre sentado en una silla, la mujer se sienta de rodillas.
   b. Posición de Cine: sentada al lado, la mujer se inclina
   c. Consultorio del Médico: con el hombre acostado en un sofá reclinado y la mujer arrodillada a un lado

3. Posiciones creativas de chupadas
   a. El 69: mirando en dirección opuesta, uno encima del otro, los dos proporcionan una felación simultánea
   b. El Martillo Jack: con el hombre de pie, la mujer se coloca directamente debajo de él
   c. Almohada de Muslo: similar al 69, pero ambas partes están del lado en lugar de una encima de la otra

Introducción Para Ir Abajo

Ir abajo en una mujer es uno de los placeres únicos de la vida. Es similar a una mamada para los hombres, pero se tiene en mayor consideración porque la mayoría de los hombres no pueden llevarla al clímax sin ella. No lo malinterpretes. La capacidad de bajar en una mujer es lo que separa a los niños de los hombres (o las niñas de las mujeres). Si alguna vez te sientes incómodo con las cuestiones de resistencia o duración, ser capaz de sacudir el mundo de una mujer incluso antes de que comience el sexo es la forma más fácil de satisfacerla.

Síes...

Todas las ideas anteriores de hacer que una mujer se sienta cómoda se aplican aquí, tal vez aún más. Antes de siquiera acercarte a la vagina, asegúrate de haber besado cada centímetro de su cuerpo. Esta también es una buena manera de investigar si está limpia. No te sumerjas y te arrepientas más tarde. Pero cuando vuelva limpia, el nombre del juego es suspenso y tensión. Juega con eso antes de jugar con cualquier otra cosa. Frotar, tocar, morder y coquetearse son requisitos previos. Asegúrese de que no parezca una lista de verificación. Una vez que te ruegue que bajes, comienza el verdadero trabajo.

1. Confianza

Recuerde, la primera regla de cualquier interacción sexual es hacer que la otra persona se sienta segura. En esta situación, eso significa sofocar algunos temores que tienen las mujeres. ¡Dígale que sabe bien cuando lo hace, que estás excitado de bajar y ¡muestra algo de entusiasmo! Deberías tener más de unos cuantos trucos bajo la manga después de este capítulo.

2. Toca Otras Partes De La Vagina

El clítoris es un lugar fantástico para ofrecer un placer de alta calidad, ¡pero no te olvides de las otras partes de su cuerpo! "Labios, labios, vulva" es un gran lema mientras te abres camino. No tengas miedo de ensuciarte. Ya estás allí, ¡así que comprométete y no mires atrás!

3. Pero Cuando Lo Hagas...

Averigua cómo le gusta. Como se mencionó en el capítulo de juegos preliminares, las mujeres tienden a tener un movimiento específico que disfrutan más que otras. Si aún no lo has hecho, pregúntale. Si no le preguntas, la mejor opción es un movimiento circular, pero experimenta. Lanza una bola curva a su cuerpo y mira cómo reacciona.

4. Cambia El Reloj

Vas a querer orientarte en base a P.S.T.: presión, succión y temperatura. Sea creativo con la forma en que implementa estos en la experiencia. ¿Cómo vas a aplicar presión? ¿Nariz, labios, lengua, mentón, dedos? ¿Tal vez un juguete sexual? Estas dependen completamente de ti. Sólo asegúrate de que el área esté correctamente lubricada. Chupar es kriptonita. Úsalo con sabiduría. No chupes por mucho tiempo. Un mil, dos mil, y te vas de allí. El control de temperatura puede ser una cereza en la parte superior. Un ligero soplo puede enfriar la saliva mientras que el aliento caliente le dice que te gusta. Estas tres son las perillas para calibrar. Encuentra un lugar que le guste, luego sostenlo. Mantenlo constante hasta que acabe.

Noes...

Hay muchas terminaciones nerviosas allí abajo. Donde quiera que veas, hay nervios que se acumulan lentamente hacia un clímax. Hay más de unas pocas cosas que pueden salir mal.

1. Cambiando En La Línea De Meta

Acabas de correr una carrera. Ya casi estás en la línea de meta. Su cuerpo te está gritando. Puede que incluso te esté gritando. No gires al azar a la izquierda justo antes de llegar a la línea de meta. Mantente consistente. Dale el primer orgasmo. Si ella dice "no te detengas", no te detengas. Si quieres intentar otro movimiento más tarde, será un buen momento para experimentar.

2. Mira

Parece haber cierto debate sobre esto. Cuando las mujeres hacen contacto visual mientras hacen una mamada, puede ser un gran cambio para un hombre. Cuando los hombres se lo hacen a las mujeres, tiende a tener el efecto contrario. No vale la pena distraerse y arriesgarse en nombre de un pequeño contacto visual (a menos que se indique claramente lo contrario).

3. Dientes = Malos

Para los hombres, ¿cómo te sentirías si una chica te mordiera el pene? Multiplica eso por dos, y esa es la respuesta que podrías esperar si muerdes el clítoris de una mujer. Si necesitas morder en cualquier lugar, muerde su muslo interno.

4. Instrucción Contraria Completamente

De nuevo, las mujeres son todas diferentes. Lo que funciona para una puede no funcionar para otra. Asegúrate de estar trabajando en función de sus comentarios, físicos o verbales, en lugar de seguir una guía de estrategia escrita por Men's Weekly. ¡Escucha lo que ella dice!

5. Sloppy Joe

La vagina no es un sándwich. No saltes hacia abajo y comiences a masticar agresivamente. Asegúrese de que sea un descenso controlado todo el camino, que coincida con su ritmo y escuche su cuerpo.

Cosas Que Ella Quiere Que Sepas

1. No Es Un Intercambio

Muchas mujeres creen que el sexo oral es más íntimo que el sexo normal. No solo es a menudo una pieza crítica para llevarla al clímax, sino que también es algo que ella valora mucho. Así que no pienses que es una toma y dame, tipo "me lo haces y luego te lo hago". Hazlo porque la harás sentir bien, albergar un motivo oculto es un verdadero asesino del estado de ánimo.

2. Mantente Involucrado En Otros Lugares

Cuando bajes, te conviertes en la Alemania de la Primera Guerra Mundial: ¡dos frentes! Mientras tu boca y tal vez unos pocos dedos están operando debajo, tu otra mano debe estar tocando otras áreas de interés. Frotar y agarrar los pezones es muy apreciado. Algunas mujeres también disfrutan los dedos en la boca. Otras disfrutan de un dedo indagador dentro o alrededor del ano. ¡Lo importante es mantenerla en múltiples frentes!

3. ¡El Entusiasmo Es Clave!

El mismo consejo se aplica a las mamadas, ¿correcto? ¡Diviértete allí abajo! Es una pequeña aventura descubrir rápidamente lo que la hace sentir bien, tal vez incluso hasta el punto de tener orgasmos. ¡Gran creatividad también! Agrega algunos cubitos de hielo, un vibrador o estimula el Punto G al mismo tiempo. ¡La almeja es tu ostra!

Inspiraciones

1. *El Faceplant:* El hombre se acuesta boca arriba, tiene a la mujer flotando sobre él mientras la acaricia mientras te la comes.

2. *El Sidecar:* Comienza acostado de lado a lado, cara a cara. Luego deslízate hacia abajo, besándola hasta llegar a la vagina.

3. *El 69 Parados:* Comienza en una posición clásica del 69, luego lentamente comienza a levantarse, sosteniéndola en su lugar mientras te levantas de la cama. ¡Asegúrate de que una vez que lo hagas, ella esté frente a la cama si se cae!

4. *Colgado Del Acantilado:* la mujer yace en el borde de la cama, con las piernas sobre el hombre arrodillado en el suelo frente a ella

5. *Perrito:* la mujer se sienta a cuatro patas delante del hombre, que se la come por detrás. ¡Una buena posición para comerle las nalgas también!

Capítulo Cinco: Posiciones Sexuales Para Principiantes En El Kama Sutra

El sexo en el *Kama Sutra* está contenido en 64 posiciones para el coito, todas perfeccionadas y transmitidas de generación en generación. Esta sección contiene algunas de las posiciones más fáciles para comenzar, así como algunas tomas más modernas de las posiciones de antaño.

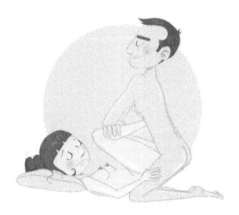

1. La Bandolera

La mujer comienza acostada con su cojín de espalda debajo de la cabeza. Desde allí, levanta ambas piernas hacia su pecho mientras el hombre se arrodilla frente a ella. Ella descansa sus pies sobre su pecho y sus caderas sobre sus muslos. Él pone sus antebrazos sobre sus piernas mientras la penetra.

A partir de ahí, ella puede agarrarle las caderas y los muslos inferiores, controlando el empuje. El peso de la mujer y el hombre debe contrarrestarse, dando como resultado una posición relajante con una penetración más profunda.

Una almohada debajo de las piernas del hombre podría ayudar a estabilizar toda la posición si tiene problemas para equilibrarse.

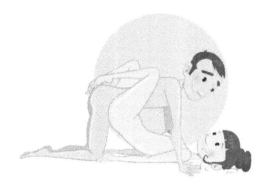

2. El Agarre

Comience con la mujer acostada en una posición misionera. El hombre se acerca por arriba y entra en estilo misionero. A partir de ahí, él se levanta a cuatro patas mientras la mujer envuelve sus piernas alrededor de su cintura, manteniendo el pene dentro de ella.

Esta posición permite a la mujer empujar y follar con el pene, usando sus piernas y caderas. Como consejo, es una buena idea bloquear los pies en la espalda baja del hombre para permitir un mejor control y estabilidad.

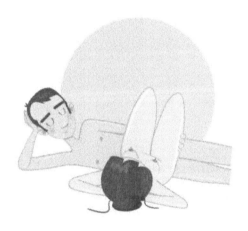

3. Delicia De La Tarde

El hombre y la mujer yacen perpendiculares entre sí. El hombre, a su lado, penetra a la mujer, que le cubre las caderas con las piernas. Esto permite una penetración fácil y apretada. La mujer gira las caderas mientras el hombre es libre de empujar, con la ayuda de las piernas de la mujer si así lo desea.

Esta posición es excelente porque libera tres manos para hacer otras cosas o simplemente disfrutar del deleite informal de la tarde. También es una posición de enfriamiento perfecta para largas sesiones de sexo en una cama grande.

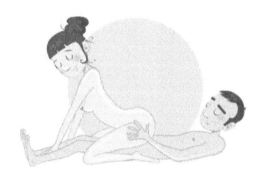

4. La Jinete

Un poco más relajada pero aún muy similar a la vaquera inversa, La Jinete incorpora las manos de la mujer como apoyo crítico. El hombre se acuesta mientras la mujer lo monta a horcajadas, frente a sus pies. Sus rodillas están en la superficie paralelas a sus piernas. Mientras toma el pene dentro de su vagina, se inclina hacia adelante y coloca sus manos sobre sus espinillas.

Esto es genial para una mujer que quiere controlar la penetración mientras proporciona una gran vista para el hombre. Puede ser una buena idea cubrir los pies con una sábana o una manta si la mujer se siente incómoda.

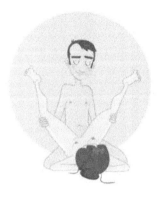

5. El Águila

La mujer se acuesta con el hombre entre las piernas. El hombre levanta las caderas y las piernas suavemente, agarrándose por encima de la rodilla, hasta los tobillos, dependiendo de la flexibilidad. Él se desliza dentro de ella mientras levanta las caderas y permite una penetración más profunda.

Una almohada pequeña o una manta arrugada ayuda enormemente con la carga física de esta posición. Colocarlo justo debajo de las caderas de la mujer permite más comodidad con la misma profundidad de penetración.

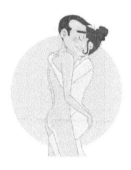

6. El Visitante

Mientras están parados a la misma altura, el hombre y la mujer se enfrentan entre sí. El hombre frota su pene contra su vulva, estimulándola y palpándola suavemente.

Cualquier disparidad en altura arrojará esta posición al caos. El factor de altura se puede superar a través de tacones, escaleras o creatividad.

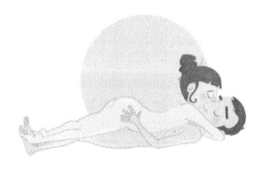

7. El Deslice

Con el hombre acostado, la mujer se acuesta encima de él. Ella cruza los brazos detrás del cuello del hombre, lo que le permite descansar su nuca en sus antebrazos. Sus pies están presionados contra el interior de los tobillos. Usando los dedos de sus pies y antebrazos como palanca y con las piernas juntas, se desliza hacia arriba y hacia abajo sobre su pene. El hombre agarra las caderas, pero finalmente sólo disfruta el paseo.

Esto lo convierte en una experiencia íntima entregada por la mujer. El hombre está relativamente inactivo, pero puede complementar el afecto con besos y manejabilidad.

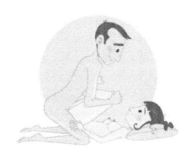

8. El Tominagi

Esta posición es muy similar a la Bandolera con una diferencia crítica. De nuevo, la mujer está boca arriba con los pies apoyados en el pecho del hombre. El hombre, después de entrar en ella, debe colocar el peso de la parte superior de su cuerpo sobre las rodillas de la mujer, manteniéndolas firmes en lugar de dejarla moverlas libremente.

Esto transfiere el poder de la posición al hombre, permitiendo una penetración más profunda con consistencia. El Tominagi es una excelente posición para hombres menos dotados y/o hombres a quienes les gusta tomar el control.

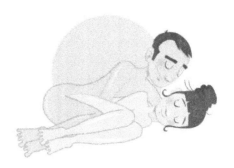

9. El Ángel Rizado

Nacido de una dinámica cuchara grande-cuchara pequeña, el hombre y la mujer están en una posición de abrazo. El hombre se baja para estar en línea con la apertura de la mujer, empujando desde atrás mientras ella se relaja con las rodillas pegadas al pecho.

Esta es una excelente posición para una noche de amor ligera, cansada o perezosa. Esta posición también es buena para las mujeres embarazadas. La mujer solo necesita bajar suavemente las rodillas para acomodar un bulto.

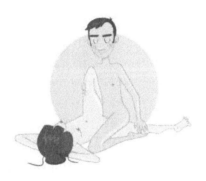

10.   La Cruz

La mujer está extendida, con una pierna extendida y plana. El hombre se sienta a horcajadas sobre la pierna extendida mientras levanta la otra, se dobla sobre la rodilla y descansa sobre su pecho. Él entra suavemente y empuja con los músculos pélvicos en lugar de inclinarse, manteniendo la rodilla doblada en un ángulo de 90 grados.

Esta posición brilla cuando la mujer está cansada o como una posición de transición. También es una excelente manera de apuntar específicamente al punto G con su pene.

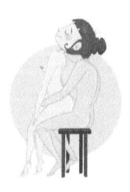

11.   La Percha

Se necesita un taburete o silla para esta posición. Mientras un hombre está sentado, una mujer se acerca. Ella le da la espalda y descansa burlonamente en su pene, trabajando lentamente. La mujer tiene el control total de su movimiento: dar vueltas, rebotar o saltar son todas las opciones. Esta posición es manos libres, lo que le permite agarrarle las piernas o el cuello y que juegue con su clítoris o sus senos.

Esta posición es ideal para un hombre cansado o una mujer embarazada.

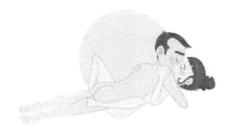

12.   El Sapo

Comienza con un misionero. La mujer se acuesta boca arriba con las piernas abiertas mientras el hombre se acuesta encima de ella. Con las piernas extendidas detrás de él, él la abraza con cariño. Ella, del mismo modo, envuelve sus piernas alrededor de su torso. Ella controla la presión y la fuerza de su movimiento pélvico empujando sus nalgas con sus piernas.

Esta es una posición de hacer el amor. Se recomienda un ambiente romántico, así como un ritmo más lento e íntimo.

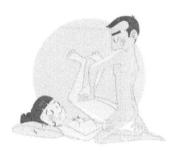

13.   El Héroe

Con la mujer acostada de espaldas, lleva las rodillas al pecho con los pies apuntando hacia arriba. A partir de ahí, el hombre se arrodilla. Él empuja hacia atrás el interior de sus rodillas, tirando de sus caderas hacia arriba, y desliza sus muslos debajo de sus caderas para sostenerse. Finalmente, inserta el pene mientras mantiene la presión en el interior de las rodillas y apoya debajo de las caderas.

Esta posición es más difícil pero excelente para una penetración más profunda. Es un punto de partida para las parejas que buscan comenzar posiciones más difíciles.

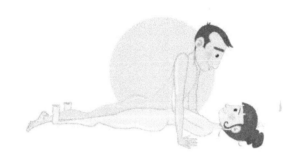

14.   El Clásico

Muy similar a la posición misionera con una ligera alteración. En lugar de la mujer acostada en la superficie, hay una pequeña almohada o cojín debajo de su trasero. La ligera inclinación de la pelvis permite que el pene y los canales vaginales se alineen, lo que permite una penetración más profunda y fluida que un estilo misionero típico.

Esta puede ser una excelente posición de partida si el pene es lo primero que ingresa a la vagina, o si la mujer está un poco seca.

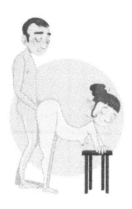

15.		El Fan

La mujer se inclina para apoyarse en una estructura de apoyo, cruza los brazos y ejerce presión sobre los codos mientras lo hace. El hombre luego entra por detrás, controlando la profundidad y la presión de la penetración sosteniendo la parte superior de sus muslos.

Esta es otra posición donde la disparidad de altura es un factor importante a considerar. Cuanto mayor sea la disparidad, más difícil será la posición para lograr la satisfacción. Algunos otros factores a considerar son el ancho, el ángulo y la flexibilidad de las piernas de la mujer. En cualquier caso, esta posición es ideal para el sexo anal.

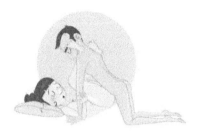

16.   El Caracol

Con la mujer ya de espaldas, se tira de las rodillas al pecho. El hombre se arrodilla frente a ella y entra. Con él adentro, la mujer levanta las piernas y las apoya sobre sus hombros mientras el hombre se inclina hacia adelante, colocando ambos brazos a cada lado de ella como apoyo.

Para mayor comodidad y profundidad, una almohada para apoyar la cabeza y el cuello de la mujer es una gran adición. La penetración con esta posición es muy profunda, por lo que es genial para llegar al punto A. Es una buena idea no ir demasiado rápido mientras empuja.

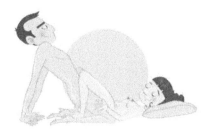

17.   El Desliz

Aquí, el hombre primero se arrodilla con la mujer acostada frente a él, boca arriba. El hombre se recuesta, colocando sus brazos detrás para sostenerse. La mujer coloca sus piernas cómodamente alrededor de las caderas del hombre, arrastrando sus propias caderas hacia él para facilitar la penetración.

Como una posición relativamente fácil y altamente penetrante, esta es una excelente para incorporar. Sin embargo, es mejor hacer la transición a desde otra posición similar en lugar de comenzar con esta. El hombre simplemente necesita recostarse mientras la mujer se agarra y se ajusta.

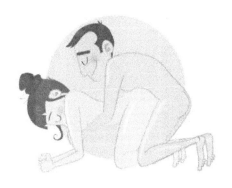

18.   El Sabueso

Este es muy similar al estilo perrito, pero difiere en el soporte estructural. En lugar de estar a cuatro patas, la mujer se sostiene usando sus antebrazos, creando una espalda arqueada. Luego entra por detrás, con las manos libres y es capaz de acariciarla simultáneamente.

¡Asegúrate de hacerlo en una superficie cómoda como una cama o un sofá, ya que gran parte de los pesos de las dos personas se concentrarán en los antebrazos de las mujeres!

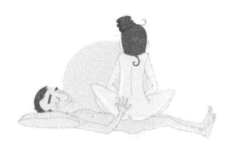

19.   El Barco

Mientras el hombre está acostado boca arriba, la mujer se sienta encima de él. En lugar de sentarse hacia él o lejos de él, ella se sienta perpendicular a su pelvis, formando una cruz con sus huesos pélvicos. Ella tiene el control completo del movimiento, la penetración y la velocidad del sexo.

Esto es más exhaustivo para la mujer que para el hombre, pero sigue siendo un cambio muy simple a una posición común que se centra en la comodidad. El hombre tiene las manos libres y puede frotar y acariciar a la mujer. Para una mayor penetración, retire la almohada de detrás de la cabeza y colóquela debajo de las caderas.

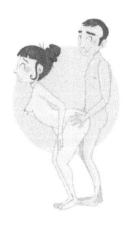

20.   Desde Atrás

La mujer, frente a una pared, se apoya contra ella mientras el hombre la penetra por detrás. Él tiene el control de los empujes y el movimiento en toda la posición.

Es importante considerar nuevamente la disparidad de altura. Para compensar, la mujer puede inclinarse hacia adelante y levantar los talones, mientras que el hombre puede ponerse en cuclillas y abrir las piernas. Esta es una excelente posición para lugares poco ortodoxos o duchas.

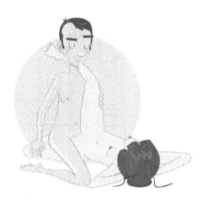

21.   Separando Bambú

La mujer se acuesta boca arriba, colocando una pierna sobre el hombro del hombre con la otra extendida detrás de él. El hombre se sienta a horcajadas sobre la pierna extendida en el muslo, sosteniéndose de la pierna elevada para mantener el equilibrio y el control.

La mujer es libre de tocar y acariciar a sí misma o al hombre mientras el hombre mantiene el control del cuerpo. Esta forma es una posición relativamente fácil para pasar de una posición misionera, aunque es mejor cuando se comienza desde una posición que ya se extiende a horcajadas sobre la pierna.

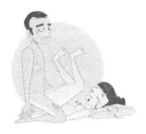

22.   La Vela

La mujer se acuesta boca arriba, con almohadas debajo de las caderas y la cabeza, empujándola a una posición más curva. Con las piernas levantadas, cuyo peso recae sobre su pecho, el hombre se arrodilla y coloca sus piernas a cada lado de sus caderas. Él entra en ella, sin manos, para una penetración profunda.

La clave de este movimiento es la posición del cuerpo de la mujer: el arco cóncavo del cuerpo permite mayor profundidad y estimulación. Todas las manos están libres en esta posición, por lo que, si la almohada no es suficiente, levantar las caderas de la mujer ayudará a crear el ángulo cóncavo necesario.

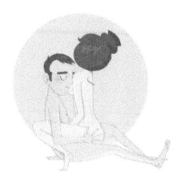

23. La Canasta

Mientras el hombre estira una pierna, la otra se dobla por la rodilla, creando una base estable y controlada. La mujer se sienta en su regazo, insertando su pene. Mientras ella tiene el control de gran parte del movimiento, él puede controlarla y levantarla con sus manos libres.

Esta posición es la posición perfecta para el sexo al tiempo que estimula los pezones. La cuestión de las piernas de la mujer depende de ella. Envolverlos alrededor del hombre dará como resultado menos control, mientras que tenerlos fijos en el suelo aumentará el control.

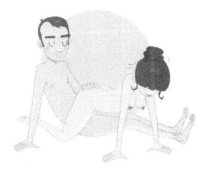

24.   La Galera

Con las piernas extendidas frente a él, el hombre se inclina hacia un lado y apoya su peso en un brazo. La mujer se sienta encima de él, a horcajadas sobre sus caderas y observando el pene. Desde allí, se inclina hacia un lado y, usando sus brazos para sostenerla, se alinea con la estructura del hombre.

Esta posición le da a la mujer el control del movimiento y la penetración. El hombre también tiene una mano libre, lo que le permite acariciar el clítoris o el trasero.

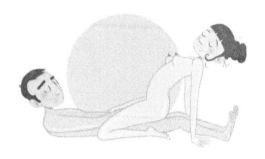

25.   El Clip

El hombre se recuesta en la cama, cierra las piernas y deja espacio para que la mujer lo abrace cómodamente. La mujer se sube y toma el pene. Luego se inclina hacia atrás y enfoca el peso en sus brazos, moviéndose.

Esta posición es una gran vista para el hombre, pero puede ser agotadora por un período prolongado para la mujer. Este movimiento es un gran movimiento de transición entre una vaquera u otra posición montada en una mujer.

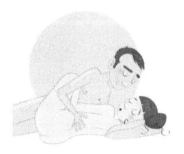

26.   El Susurro

Con la mujer acostada sobre su espalda, ella envuelve sus piernas alrededor del hombre cuando él entra. El hombre se acuesta de lado o se apoya con el antebrazo.

Esta es una posición de transición fantástica, que conserva una sensación de intimidad y movilidad al tiempo que permite el control mutuo. La mujer es libre de follar y empujar al hombre contra ella con las piernas mientras él puede controlar la velocidad y el ritmo del sexo.

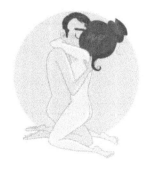

27.   La Arrodillada

La posición apasionada comienza con ambos compañeros en una posición de rodillas. La mujer pone cualquiera de sus piernas al lado de una de las del hombre, lo que le permite penetrarla. Esto permite que ambas partes se abracen.

Si hay una diferencia de altura significativa entre el hombre y la mujer, hay algunas maneras de abordarlo. Si el hombre es más bajo, puede poner una almohada debajo de la rodilla a horcajadas. Sin embargo, si la mujer es más baja, es mejor que el hombre la levante sobre la pierna.

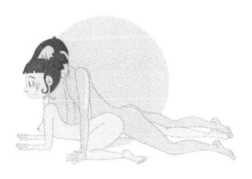

28.		La Esfinge

La mujer, acostada sobre su estómago, levanta su pecho y coloca el peso sobre sus antebrazos. Luego estira una pierna hacia atrás y la otra hacia adelante. El hombre luego se acuesta encima de ella, entrando por detrás mientras sostiene su cuerpo con los brazos.

Esta posición puede ser muy agotadora para el hombre, pero hace un gran trabajo al colocar a la mujer en un lugar perfecto para un clímax impulsado por el punto G.

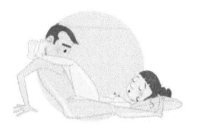

29.   La Tumbona

Sentado con las piernas estiradas hacia adelante, el hombre se recuesta sobre sus manos. La mujer, acostada entre sus piernas con una almohada detrás de su cabeza, levanta sus propias piernas y las coloca sobre sus hombros. El hombre se inserta.

Si bien el hombre tiene una capacidad limitada para empujar, la mujer puede rotar y mover el pene, así como moverse hacia adelante y hacia atrás. Sus manos libres actúan como puntos de palanca, lo que permite su control. Esta posición es buena para una penetración profunda y lenta en un ambiente relajado.

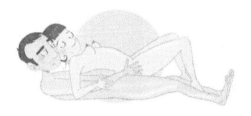

30.   El Doble Piso

Mientras el hombre está de espaldas. La mujer, acostada en la misma dirección con la espalda sobre su pecho, se acuesta sobre él. Él sostiene sus caderas mientras ella coloca sus codos hacia abajo, aterrizándolos a ambos en la superficie. Sus pies se colocan sobre las rodillas, las espinillas o los tobillos del hombre.

Esta es una posición diseñada para la transición. Una excelente manera de acentuar esta posición es que el hombre coloque una de sus manos en otra zona erógena, ¡lo mismo para ella!

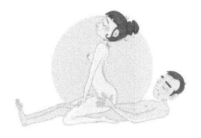

31.   La Vaquera Inversa

El hombre comienza a acostarse boca arriba. La
mujer se sienta a horcajadas sobre él, frente a sus
pies, y se desliza por el pene. La mujer tiene total
discreción sobre el movimiento, la velocidad y la
profundidad.

Este movimiento es un clásico, que proporciona
una visión estimulante para el hombre y un control
total para la mujer.

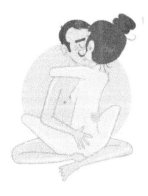

32.   La Flor De Loto

El hombre, sentado con las piernas cruzadas, invita a la mujer a sentarse en su regazo. La mujer pone sus piernas detrás de él, se baja sobre su pene, luego envuelve sus piernas y brazos alrededor de él. Los dos quedan cara a cara.

Esta posición es ideal para parejas que desean una posición más fácil e íntima con el mismo control. Ambos tienen las manos abiertas con la ventaja de estar cara a cara el uno con el otro.

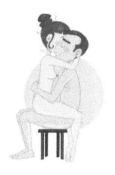

33.   La Amazonas

Esta posición requiere una silla, preferiblemente con respaldo abierto, que no sea demasiado alta. El hombre debe comenzar sentándose en la silla. La mujer se sienta en su regazo y lo inserta en ella. Usando sus pies para levantarse del suelo, ella rebota hacia arriba y hacia abajo.

Esta posición requiere un apoyo muy específico, así como algo de fuerza de parte de ambos. Una manera fácil de mejorarlo es simplemente ajustando la flexión de las rodillas del hombre. También es una transición fantástica entre las posiciones de pie y acostado.

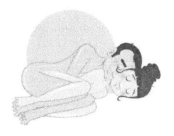

34.   El Acercamiento

El hombre y la mujer se acuestan juntos en una posición de cuchara. Sus piernas están entrelazadas, levantadas hacia el pecho de la mujer. Frente al hombre, ella empuja sus caderas contra las suyas mientras él se inserta.

Esta es una posición calmante, gentil e íntima que está más diseñada para acariciarse entre sí junto con la estimulación.

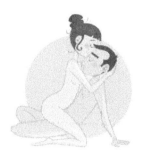

35. El Caballo Mecedor

El hombre comienza sentándose con las piernas cruzadas y los brazos detrás de él para soportar el peso de su torso. La mujer luego se sienta a horcajadas sobre él, apoyándose en su cuerpo y sosteniéndolo mientras lo pone dentro de ella. En lugar de saltar hacia arriba y hacia abajo como otras posiciones montadas, la mujer se balancea hacia adelante y hacia atrás, triturando hacia arriba y hacia abajo sobre el hombre.

Esta posición puede ser extremadamente íntima, manteniendo el control con la mujer sobre la velocidad y la penetración. Sin embargo, la clave es resistir la tentación de empujar o rebotar. Asegúrese de variar la velocidad del movimiento, pero esta posición no es adecuada para rebotar o empujar rápidamente.

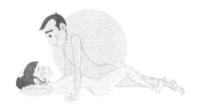

36.　　　El Super Ocho

Mientras la mujer se recuesta boca arriba con las caderas levantadas, el hombre se acuesta entre sus piernas. Apoyándose alzando los brazos, se inserta. Tanto el hombre como la mujer pueden moverse, lo que permite tener relaciones sexuales muy rítmicas.

Esta posición puede ser agotadora para el hombre, específicamente en los brazos. Sin embargo, es un gran movimiento para el sexo mientras escucha música.

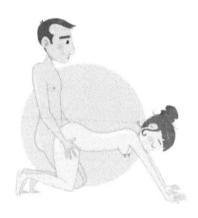

37.   Estilo Perrito

Esta posición clásica comienza con la mujer a cuatro patas. El hombre viene por detrás, entrando en ella por detrás. El hombre tiene el control de esta posición, aunque la mujer puede presionarlo nuevamente.

Mientras ambas manos de la mujer están ocupadas, el hombre tiene dos manos libres. Uno de estos puede alcanzar y estimular una zona erógena, o usarlos para sostener las caderas de la mujer. Esta es una buena posición final.

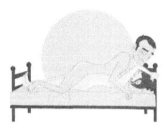

38.   El Nirvana

Esta posición funciona mejor con un poste de cama o alguna estructura físicamente sobre la mujer para que la agarre. Ella se acuesta con las piernas juntas, agarrando el poste de la cama de arriba. El hombre se acuesta con sus piernas entre las suyas, manteniéndolas juntas con la colocación de sus rodillas. Luego entra lentamente en ella mientras sus piernas permanecen cerradas.

Esta posición también se usa comúnmente en el sexo con restricciones o bondage. La posición puede mejorarse si el hombre coloca un brazo detrás de la cabeza de la mujer y el otro con la mano en el poste de la cama.

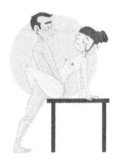

39.   El Candado

Con la mujer sentada en un mueble o encimera más alto, se recuesta sobre sus brazos y abre las piernas. De pie directamente frente a ella, ella envuelve sus piernas alrededor de él en la cintura, tirando de él hacia ella cuando él entra.

El hombre debe ajustar el ángulo en el que se encuentra en función de la altura del mueble. Para una penetración más profunda, la mujer debe mantener sus caderas lo más cerca posible del borde.

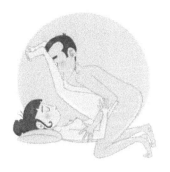

40.   El Rocanrolero (principiante)

Una mujer de espaldas con una almohada debajo de la cabeza levanta las piernas en el aire. Ella lo hace como si estuviera rodando sobre sus hombros. Luego el hombre se sienta a horcajadas sobre sus caderas levantadas, manteniéndolas alejadas del suelo sosteniéndolas elevadas sobre sus muslos. Desde aquí, él entra con la cabeza inclinada entre sus piernas o espinillas. Juntos, los dos se balancean de un lado a otro.

Esta posición es buena para una penetración profunda, lo que permite tener relaciones sexuales muy íntimas. Un buen consejo para esta posición es colocar una almohada debajo de las piernas del hombre para empujarlo hacia adelante.

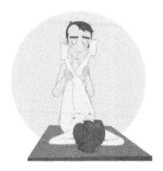

41.   La Llave Cruzada

La mujer se acuesta boca arriba hacia el borde de la cama, levantando las piernas. El hombre los cruza por los tobillos, colocándolos en el hombro o sosteniéndolos frente a él. Con las piernas cruzadas y rectas (o ligeramente dobladas), el hombre la penetra mientras se sujeta de las piernas.

Esta es una posición sexual fácil que permite una penetración más profunda. Las manos de la mujer son libres para acariciarse. Esta posición es excelente si hay otras personas involucradas o si la ubicación es un personaje en la experiencia.

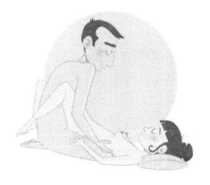

42. La Apertura Amplia

Todo lo contrario de La Llave Cruzada: la apertura completa comienza con la mujer acostada, la almohada apoyando su cabeza. El hombre se arrodilla debajo de ella, levantando sus caderas sobre sus piernas cuando él entra. La mujer es libre de girar las caderas mientras el hombre puede empujar suavemente.

Esta es una posición más delicada. Ninguna de las personas tiene mucha influencia. Esto lo convierte en una excelente posición para relajarse y calmar el estado de ánimo.

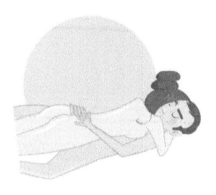

43. La Clavija

Esto es muy similar a la diapositiva, pero cambia para acomodar a un hombre bien dotado. La pierna del hombre se extendió, se estiró y se separó. La mujer descansa sobre su pecho, los brazos envueltos alrededor del cuello del hombre con sus pies ahora en la parte exterior de sus tobillos. Cuando el pene entra en ella, se frota hacia arriba y hacia abajo con las piernas cerradas, creando tensión mientras ambas partes se relajan con sus cuerpos.

Capítulo Seis: Posiciones Avanzadas Del Kama Sutra (Consejos y Trucos)

Todas estas requieren una cierta cantidad de fuerza, equilibrio, flexibilidad y resistencia para lograr. Pero si estás tratando de llevar tus travesuras sexuales al siguiente nivel, ¡este es ese nivel! Estas posiciones no sólo son divertidas y desafiantes de lograr, sino que son excelentes maneras de lograr un nuevo y emocionante orgasmo. Si bien muchos de estos se obtuvieron directamente del *Kama Sutra*, también hay algunas técnicas modernas e igualmente desafiantes. No hace falta decirlo pero: ¡ten cuidado y diviértanse!

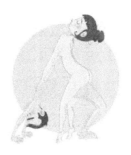

1. El Puente

El puente es para hombres extremadamente fuertes y flexibles. El hombre arquea la espalda y coloca las manos en el suelo de modo que su cabeza esté boca abajo mirando hacia el suelo. Mientras tanto, extiende sus caderas y permite que la mujer se siente e inserte su pene sobre sus caderas. El esfuerzo produce un orgasmo salvaje y animal dentro del hombre, mientras que la mujer, usando sus pies, es libre de moverse hacia arriba y hacia abajo sobre él.

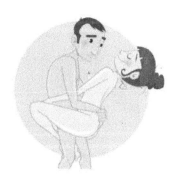

2. El Broche

Con el hombre de pie, ella se sienta a horcajadas sobre su cintura y envuelve sus piernas alrededor de su cintura mientras él le apoya las caderas y la espalda. Esto es ideal para cualquier ubicación, pero se puede mejorar si la mujer tiene una pared o una estructura de soporte para apoyarse.

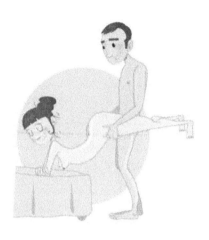

3. El Arado

Con la mujer colocada al borde de la cama, con las piernas colgando, el hombre se coloca entre sus piernas. Él levanta sus caderas y muslos, permitiendo la penetración, mientras ella se apoya sobre sus codos. Para aún más apoyo, la mujer puede bloquear sus piernas en la espalda del hombre.

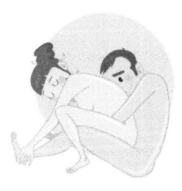

4. La Pelota Sentada

Una posición poco ortodoxa, la mujer se agacha en el regazo del hombre. Ella controla la penetración a lo largo de la posición usando sus talones para balancearse hacia adelante y hacia atrás sobre el hombre. El hombre sostiene a la mujer por detrás, empujándola mientras mantiene su tronco apretado.

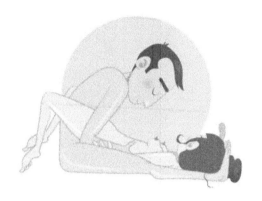

5. El Enebro Resplandeciente

La mujer se acuesta boca arriba con las piernas dobladas. El hombre se sienta, frente a ella, con las piernas a cada lado de ella. Luego la levanta sobre él, penetrando y sosteniéndola. Esta es una posición muy fácil para la mujer, pero requiere cierta flexibilidad por parte del hombre.

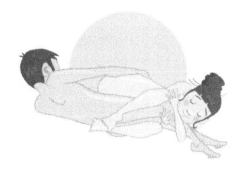

6. La Clavija

Con el hombre a su lado, la mujer se acurruca en una bola con la cabeza hacia sus pies. Ella envuelve sus piernas alrededor de las de él, sus brazos alrededor de sus piernas, mientras él entra casi boca abajo. Esta puede ser difícil de iniciar, ¡pero puede ser una gran transición a la vaquera inversa!

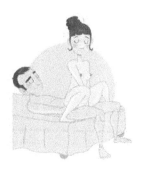

7. El Tigre Agazapado

Mientras el hombre cuelga las piernas de la cama, hacia el borde, la mujer se pone en cuclillas sobre él con los pies a cada lado de las caderas. Ella está mirando en la otra dirección, pero tiene el control completo de la profundidad y el ritmo de la penetración. Esta posición, aunque fácil y excelente para el hombre, requiere una buena cantidad de fuerza por parte de la mujer. También existe un alto riesgo de caerse de la cama, ¡así que tengan cuidado!

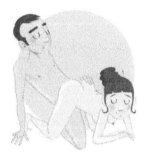

8. La Bisagra

El hombre, arrodillado detrás de la mujer, se recuesta y comienza a sostenerse con un brazo. La mujer se arrodilla frente a él y, usando el apoyo de sus codos, empuja hacia él.

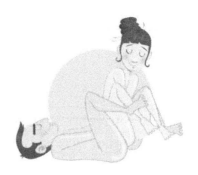

9. La Ley de Equilibrio

El hombre comienza recostándose sobre su espalda con las piernas separadas. La mujer se sienta entre sus muslos, de espaldas a él. Ella acurruca su cuerpo en una bola mientras el hombre trabaja para sostenerla. Mientras la mantiene estable, él puede levantarla y penetrarla mientras ella lo acaricia.

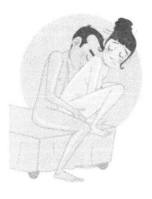

10.   La Rana

El hombre comienza sentándose al borde de la cama, con los pies en el suelo. La mujer se agacha en su regazo, con las piernas abiertas. Desde esa postura, ella se balancea hacia arriba y hacia abajo sobre su pene, controlando la profundidad y la frecuencia de penetración, apoyándose en sus muslos para apoyarse.

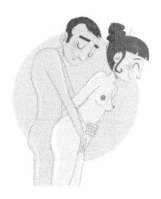

11.   La Columna

Con sus brazos entrelazados, el hombre y la
mujer se unen. El hombre la penetra por detrás. La
dificultad con esta posición viene con la
combinación de equilibrio y movimiento. Los dos
deben centrarse en contrarrestar los empujes
aferrándose el uno al otro.

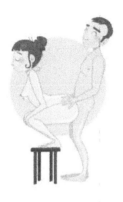

12.   El Desafío

Bien llamado, el desafío requiere una silla o taburete. La mujer se agacha en el taburete mientras el hombre la penetra por detrás, agarrándola firmemente por la cintura para evitar que se caiga mientras él empuja. Asegúrese de elegir una silla estable o un taburete de la altura adecuada. Si tiene espaldar, la mujer debe sostenerla con las manos.

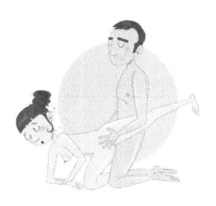

13.   La Carretilla Arrodillada

De rodillas con una pierna estirada en la cadera, la mujer se apoya en el codo opuesto (es decir, codo derecho, pierna izquierda). Su compañero se arrodilla detrás de ella, soportando el peso de su pierna sosteniendo sus caderas cuando él entra. Se hace mejor cuando la mujer bloquea su pierna mientras el hombre la sostiene, lo que le permite durar más.

14.   La Carretilla De Pie

Con la mujer en cuatro, apoyando los codos sobre una almohada o una superficie suave, el hombre entra por detrás. Una vez dentro, el hombre la levanta lentamente del suelo, sosteniéndole los tobillos, todo mientras mantiene la unión del pene y la vagina.

Asegúrate de levantar los tobillos, ¡pero manten los tobillos debajo de las caderas! No dejes que se extiendan más allá del peso del torso de la mujer.

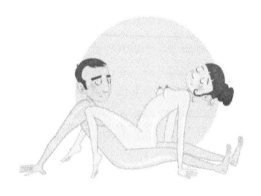

15.   La Araña

El hombre, con las piernas y los brazos extendidos detrás de él, se inclina hacia atrás. La mujer se sienta encima de él, frente a él, con las piernas detrás de él y los brazos entre las piernas. A partir de ahí, ella comienza a balancearse de un lado a otro. Esta es una excelente posición que otorga a ambas partes un control limitado. Echar la cabeza hacia atrás te ayuda a estar en la posición aún más.

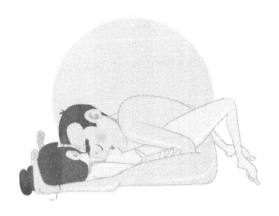

16.   El Pliegue

La mujer se acuesta boca arriba con las caderas levantadas por una almohada bien colocada. El hombre, con las piernas estiradas a ambos lados de la mujer, entra en ella. Las piernas de la mujer caen detrás de él o se bloquean mientras él puede tocar, lamer y acariciar su cuerpo.

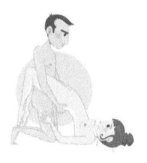

17.   El Delfín

Con la mujer acostada de espaldas, el hombre se sitúa entre sus piernas. Levantando la cintura o la parte inferior, él pone todo su peso sobre su cabeza u hombros. Desde allí, la penetra, manteniendo la misma altura durante todo el movimiento. Si bien es bastante fácil de hacer, ¡es más difícil de mantener durante un largo período! Si el brazo es lo suficientemente largo, el hombre puede situar sus antebrazos debajo de los muslos de la mujer, aliviando la tensión.

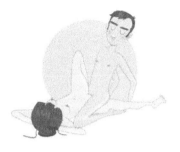

18.   La Estrella

Mientras la mujer se acuesta boca arriba, estira una pierna mientras dobla la otra por la rodilla. El hombre se desliza entre sus piernas, empujando una de sus piernas, extendida, debajo de sus caderas y a lo largo del costado de su espalda. Luego se recuesta sobre sus brazos y la penetra. Esta es una excelente posición para la estimulación del punto G. ¡La mujer también tiene manos libres!

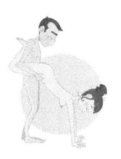

19.　　La Parada De Manos India

El hombre se para mientras la mujer hace una parada de manos o de cabeza. El hombre entra en ella, permitiéndole recostarse sobre él mientras la ayuda a equilibrarse usando sus manos. Esta es una tarea difícil que se puede hacer más fácil si la mujer clava los talones en la espalda del hombre, proporcionando más estabilidad. El hombre también puede levantar a la mujer, ofreciéndole un ligero alivio a sus brazos.

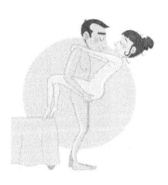

20.   Ascenso Al Deseo

El hombre, de pie con las rodillas ligeramente dobladas, se enfrenta a la mujer de pie. Luego la levanta del suelo, agarrando su muslo inferior o superior, y la penetra. La mujer envuelve sus piernas alrededor de su cintura, los brazos alrededor de su cuello.

Esto también se hace más fácil si hay una mesa, cama o silla pequeña detrás del hombre para que la mujer coloque sus pies ligeramente. También es posible comenzar la penetración en una posición sentada, luego cambiar a una posición de pie.

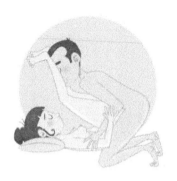

21.　　　El Rocanrolero (Avanzado)

Mientras que la mujer comienza acostada de espaldas con una almohada detrás de la cabeza, mueve las piernas hacia atrás como para hacer un giro hacia atrás. El hombre se arrodilla frente a ella, la atrapa a mitad de vuelta y entra, mientras mantiene las caderas elevadas. La mujer se balancea de un lado a otro mientras el hombre empuja.

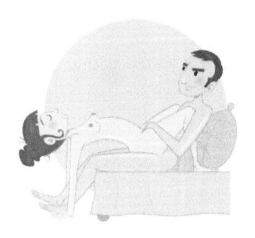

22.   El Deslizamiento Inverso

Con un cojín apoyando su espalda, el hombre se sienta al borde de la cama con las piernas colgando. La mujer se sienta a horcajadas sobre él, doblando las rodillas para que estén a la altura de sus hombros. Después de insertarlo, ella se recuesta y coloca sus manos en el suelo o en sus pies/tobillos.

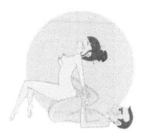

23.   El Mono

Cuando el hombre se acuesta de espaldas, lleva las rodillas al pecho. La mujer, de espaldas a él, se sienta en la parte trasera de sus muslos e inserta su pene. Con los pies sobre su espalda, la mujer usa sus pies para equilibrar y controlar la profundidad de penetración y la velocidad de movimiento. Para obtener soporte adicional, ¡podría ser una buena idea sostener las muñecas del otro!

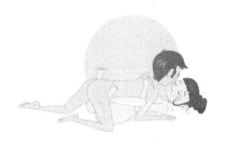

24.	El Loto Reclinado

La mujer comienza acostada sobre su espalda con las piernas cruzadas. Mientras el hombre se acuesta encima de ella, ella debe colocar sus pies en las ranuras de sus caderas. El hombre se sostiene con sus antebrazos a cada lado de la mujer. ¡Esta posición requiere una gran flexibilidad por parte de la mujer!

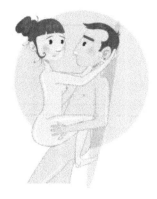

25.   Congreso Suspendido

Levantando a la mujer del suelo, el hombre se recuesta contra la pared. Cuando él entra, ella sostiene su peso con sus caderas, moviendo sus manos desde su trasero hasta sus muslos. ¡Puede colocar sus pies en la pared y los brazos detrás del cuello del hombre para obtener más apoyo!

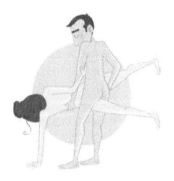

26.   Las Tijeras Suspendidas

La mujer yace en el borde de la cama, con los pies tocando el colchón. Luego coloca su mano izquierda en el suelo, apoyando un cuerpo elevado. El hombre se pone de pie, se sienta a horcajadas sobre su pierna izquierda y la levanta a la derecha, y la penetra por detrás.

Esta posición requiere un gran nivel de fuerza y equilibrio. Para hacerlo un poco más fácil, haga que la mano libre de la mujer sujete o se trabe en el brazo u hombro izquierdo del hombre.

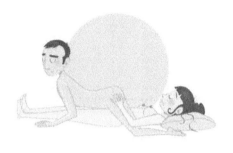

27.   La Hélice

Mientras la mujer se acuesta boca arriba con las piernas cerradas, el hombre descansa sobre ella, mirando en la dirección opuesta. Una vez dentro de ella, mueve las caderas con movimientos circulares, como para agitar. Este movimiento a menudo es completamente nuevo para el hombre y la mujer, lo que resulta en una estimulación única.

¡Es mejor que el hombre coloque sus manos para soportar su peso si es demasiado para colocarlo completamente sobre la mujer!

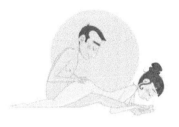

28.   El Tigre Boca Abajo

Sentado con las piernas estiradas frente a él, el hombre se sienta con la mujer frente a él. Ella estira sus piernas alrededor de él, levanta las caderas y luego baja sobre el pene, todo mientras sus brazos se envuelven alrededor de una de sus piernas.

Esta posición requiere algo de flexibilidad de parte del hombre, y es mejor pasar acá desde una posición con la mujer arriba.

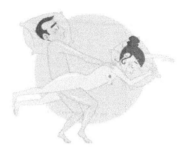

29.   El Entrecruce

Acostada de lado, lejos del hombre, la mujer abre ligeramente las piernas. El hombre, también acostado de lado, pero perpendicular a la mujer, se desliza entre la mujer y entra desde abajo.

Si es posible, esta es una excelente posición para tocar y arrastrarse ligeramente a lo largo de la espalda de la mujer. La distancia debe ser demasiado grande para otras adiciones.

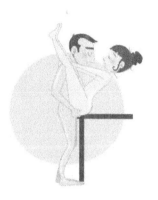

30.   La V Erótica

Mientras está apoyada sobre una mesa o una superficie más alta, la mujer levanta las piernas en el aire. El hombre se mueve, permitiéndole descansar la parte de atrás de sus rodillas sobre sus hombros. El hombre entra en ella mientras ella envuelve sus brazos alrededor de su cuello, tirando su cabeza hacia atrás mientras él agarra su trasero o caderas para controlar el movimiento.

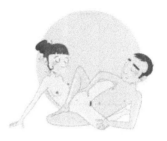

31. La Rueda Catalina

El hombre y la mujer yacen juntos, uno frente al otro. Cuando él entra, ella envuelve sus piernas alrededor de su cintura. Ella puede acostarse sobre su pierna mientras ambos se recuestan para apoyarse. Después de eso, toma su otra pierna y la envuelve alrededor de su cintura, asegurándola contra su muslo o rodilla. Esta es una posición difícil de dominar, pero puede ser extremadamente íntima.

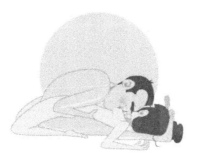

32.　　　El Arco Del Triunfo

Desde una posición arrodillada, a horcajadas, el hombre se sienta con las piernas extendidas. La mujer, con el pene adentro, se inclina hacia atrás y apoya la cabeza entre sus piernas. Cuando ella se recuesta, el hombre la sigue, abrazándola e inclinándose con su cuerpo. Entonces, la mujer es capaz de gruñir y apretar al hombre, teniendo completo control.

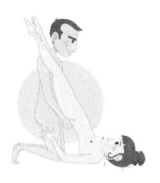

33.　　　La Parada De Hombros

Con la mujer acostada de espaldas, los dos trabajan juntos levantando todo el torso del suelo. El hombre debe apoyar sus piernas sobre sus hombros mientras se levanta sobre ambas rodillas, penetrándola mientras ella se aferra a sus piernas para apoyo y estabilidad.

¡Esta posición es mejor si te tomas tu tiempo y vas despacio! La penetración puede ser bastante más profunda de lo esperado, ¡así que comunícate!

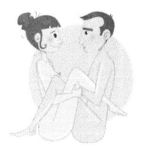

34.   El Bote De Remos

Comience esta posición con el hombre recostado y la mujer sentada a horcajadas sobre él. Una vez que la está penetrando, el hombre se sienta lentamente para que estén uno frente al otro, con las piernas entrelazadas. El enclavamiento de las piernas es crítico para esta posición, ¡así que no tengas miedo de agarrarte las piernas con los brazos!

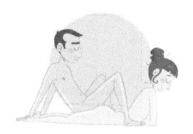

35.　　　El Deslave

Esta es otra posición específica para un hombre bien dotado. La mujer yace boca abajo, sosteniendo su torso descansando sobre sus codos. Sentado entre sus piernas mirando hacia la parte posterior de su cabeza, él coloca sus piernas a cada lado de su cintura. Inclinando ligeramente su cuerpo para obtener un ángulo lo suficientemente bueno como para entrar en ella mientras se sostiene con los brazos estirados detrás.

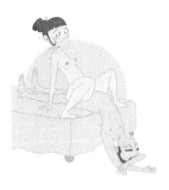

36.　　　　La Supernova

El hombre yace boca abajo en la cama con la cabeza apoyada en el suelo y el torso apoyado en el borde, la mujer lo monta a horcajadas y lo monta. Es mejor que la mujer se recueste para contrarrestar su peso. Además, ¡una almohada estratégica en el suelo puede ayudar bastante!

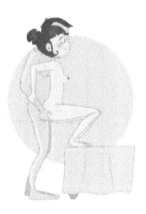

37.　　　　El Equilibrio En Cuclillas

Con la mujer en cuclillas sobre la cama, de espaldas al hombre, se recuesta sobre él. Él la sostiene usando sus manos debajo de su trasero mientras ella se baja suavemente sobre su pene. En ese punto, él puede penetrar y empujar mientras agarra su trasero.

Esta posición mejora si la mujer llega detrás del cuello del hombre, poniendo algo de peso sobre sus hombros.

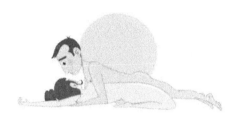

38.   La Seducción

Mientras la mujer se acuesta boca arriba, dobla las piernas debajo de su trasero y coloca los brazos rectos sobre su cabeza. El hombre luego se acuesta suavemente sobre la mujer con los brazos a cada lado de su cuerpo y entra en ella. ¡Una gran adición a esta posición es una almohada detrás de la parte inferior de la espalda de la mujer, aliviando la densidad en las piernas y permitiendo caderas más altas!

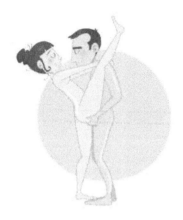

39.   La Pierna Lujuriosa

El hombre y la mujer están uno frente al otro. La mujer comienza colocando su pierna sobre la cama, dándole la bienvenida al hombre. Una vez que está adentro, los dos trabajan juntos para levantar la pierna hasta el hombro del hombre mientras se mantiene el pene insertado. Estirarse antes de este movimiento es crítico, lo que le permite convertirse en una especie de baile íntimo y suave.

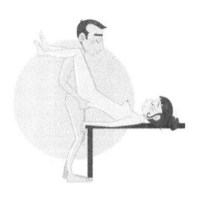

40.   La Mariposa

Muy similar a la sirena, esta posición implica una mesa de café de tamaño adecuado o una superficie baja. Con su trasero hacia el borde, el hombre levanta a la mujer de las caderas, tirando de ella hacia él mientras descansa las piernas sobre su hombro.

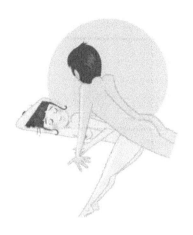

41.   La Samba Lateral

Con la forma de una "L", la mujer se acuesta de lado con las piernas estiradas. Para lograr esta posición, necesita inclinar la pelvis hacia adentro. El hombre se acuesta sobre ella, colocando un brazo a cada lado de ella, apoyando su peso corporal mientras la penetra.

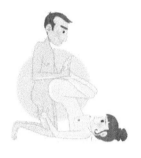

42.　　　　　La Fuerza G

La mujer comienza esta posición acostada sobre su espalda, tirando de sus rodillas hacia su pecho. El hombre, arrodillado frente a ella con ambas rodillas, levanta el torso del suelo para que quede paralelo a su pelvis. Mientras penetra, cambia las manos para que sostengan sus tobillos hacia adelante mientras ella usa sus manos para mantener el equilibrio vertical.

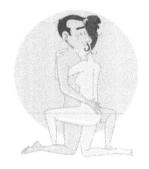

43.　　　La Propuesta

El hombre y la mujer se arrodillan con una pierna hacia arriba, uno frente al otro como si le estuvieran dando un anillo a la otra. Se unen en el medio, juntando los torsos mientras las piernas avanzan lentamente. El pie de la pierna levantada va detrás de cada compañero. Es una posición relativamente fácil que requiere un poco de ajuste y práctica para acertar, especialmente si las alturas no son compatibles.

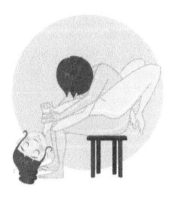

44.   La Cascada

Con el hombre sentado en una silla, la mujer viene y se sienta en su regazo. Mientras él la penetra, ella se recuesta entre sus piernas y pone su cabeza en el suelo o sobre una almohada colocada estratégicamente. A partir de ahí, el hombre toma el control completo del movimiento, toca y agarra a su antojo. ¡Ten cuidado con este movimiento! La inversión de la mujer puede ser demasiado si se hace por mucho tiempo.

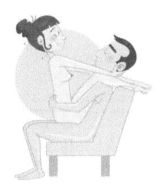

45.   El Sobre Regazo

El hombre comienza sentándose en una silla con algo debajo de las rodillas para mantenerlos elevados. La mujer se sienta encima de su regazo, levanta las piernas y las envuelve alrededor de su cuello. A partir de ahí, el hombre la levanta y entra en ella, dejándola caer con el pene adentro mientras la sostiene con las manos. La mujer es libre de balancearse sobre el hombre.

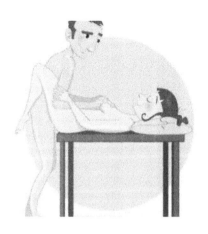

46.   El Ángulo Recto

Comience con la mujer de espaldas hacia el
borde de una cama o mesa. Esta cama o mesa está
perfectamente nivelada con la pelvis del hombre,
creando un ángulo recto entre él y la mujer cuando
él entra. No se necesitan empujes ni movimientos
por parte del hombre. Lo que hace que esto sea un
movimiento avanzado es el efecto de la mujer.
Después de cruzar los tobillos detrás del hombre, ella
masajea su pene con su Kegel y músculos de la
cadera, mientras él le acaricia los senos y el clítoris.

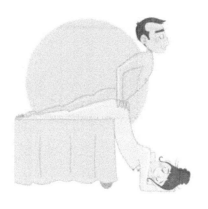

47.   La Curva Y

Esto requiere una seria fuerza abdominal del hombre. La mujer, acostada boca abajo en la cama, cuelga la mitad de su cuerpo de la cama. El hombre se acuesta entre ella y la penetra desde atrás. Para evitar acostarse sobre ella, empuja el trasero de la mujer y se mantiene nivelado mientras empuja. ¡Asegúrate de mantener una almohada debajo de la cabeza de la mujer!

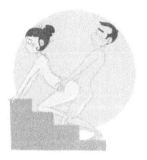

48.   El Maestro De La Escalera

En cuatro, la mujer descansa sobre un conjunto de escaleras. El compañero, de pie unos pasos más abajo, la entra por detrás. Asegúrate de usar una barandilla para estabilizarse. Una parte incómoda de esta posición es el arco de las escaleras que van hacia las espinillas o las rodillas. Esto se puede evitar con una almohada o levantando a la mujer por las piernas. ¡Tenga cuidado de intentar esta posición en la mitad inferior de una escalera!

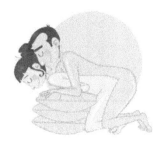

49.   La Montaña Mágica

Con la mujer arrodillada alrededor de una pila de almohadas y su pecho descansando sobre los cojines. Ella debería poder poner todo su peso sobre estas almohadas sin que se caigan. El hombre se arrodilla detrás de ella con las piernas a cada lado, entrando en ella lentamente y penetra profundamente.

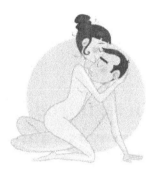

50.   La Clasifición X

Acostado sobre su espalda con una almohada detrás de él, el hombre descansa a la mujer encima de él. La mujer debe mirar hacia la dirección opuesta con las piernas a los lados de la cintura y los brazos alrededor de las piernas. Con el pene del hombre en un ángulo de 45 grados con respecto a la superficie, la mujer se desliza, lentamente, de un lado a otro, cada vez que casi deja salir el pene antes de volver a meterlo en ella. Difícil de manejar, ¡pero la práctica hace la perfección! Esta es una posición difícil que relaja a ambos mientras los mantiene enfocados.

Parte Dos

Capítulo Siete: Introducción A Las Enseñanzas Tántricas

Se ha hablado de las tradiciones tántricas, similares a las enseñanzas del *Kama Sutra*, como si solo tuvieran que ver con el sexo. Afortunadamente, a estas alturas, puedes adivinar que las enseñanzas tienen mucho más que posiciones sexuales y técnicas de respiración. Sin embargo, las prácticas tántricas han cambiado desde su enfoque original y más hedonista de la vida, a algo que está más conectado y aceptado por la sociedad actual.

Originalmente, la filosofía tántrica era un intento de reconectarse con las antiguas prácticas hindúes rechazadas que se habían convertido en tabú. La esperanza era que acceder a estas diferentes piezas de cultura que habían sido prohibidas abriría un camino hacia una conexión más profunda con la conciencia eterna. La esperanza era usar el cuerpo como una conexión a una conciencia y espiritualidad más profundas, cuya manipulación provocaría un yo más espiritual. Esto incluía el uso intensivo de sustancias ilícitas: el alcohol, la marihuana y los alucinógenos eran partes masivas de la cultura. Más allá de los aspectos sexuales, también hubo prácticas mucho más extremas como el sacrificio de animales y humanos, hechizos de magia oscura y el culto a las deidades violentas. Profesaban grandes beneficios como la inmortalidad y consideraban a las mujeres como dioses encarnados, aunque su trato hacia ellos era menos que humano.

Ese era el viejo mundo tántrico. Era una contracultura sin ley centrada en la manipulación del cuerpo a través del ritual y el tabú. Entonces, ¿cuánto de las prácticas tántricas modernas representan esas ideas hedonistas y mágicas? Muy poco, por suerte. La adaptación modernizada y occidental de las prácticas tántricas dejó la mayoría de las piezas más coloridas en los primeros milenios. Pero sí trajo las piezas buenas, piezas que permiten la conexión íntima máxima entre dos personas.

En Occidente, se ha convertido en un gran negocio. La etiqueta de "tantra" trae una sensación de experiencia sexual extranjera especial. Parece exótico casi. Pero en realidad, no podría ser más individual para la persona. Es menos una práctica extranjera que la aplicación de ideas extranjeras a una experiencia sexual. El sexo y la expresión tántricos modernos tienen sus raíces en el yoga más que en la filosofía del tantra. Todos conocen a alguien que hace yoga. Pero antes de que haya un acto, hay un contexto. Introducir la idea de una relación tántrica es una propuesta muy natural y vulnerable que puede marcar la diferencia en la conexión entre dos personas.

Las relaciones modernas tienden a tener una barrera entre las dos personas, a menudo colocadas en nombre de la individualidad. Practicar la individualidad dentro de una relación a menudo es muy importante y no debe deshacerse. Estar en una relación no significa que no hay más yo. Sin embargo, una relación permite que el potencial sea más de uno: más que la suma de dos partes. Las prácticas tántricas funcionan para desbloquear ese potencial y conectar la conciencia de dos personas. No funciona para erosionar la barrera entre el individuo, más bien, parece eludirlo ritualísticamente. En lugar de destruir el muro y fusionarse, las prácticas tántricas son como dos personas cavando un túnel debajo de él. Ninguno de los dos esta positivamente donde está el otro, pero están mirando. Se unen en un momento, solo para regresar a su lado de la pared.

Las prácticas tántricas son las palas y sismómetros que necesitas para cavar el túnel. Toman tiempo y esfuerzo, apertura emocional y claridad en un momento. El objetivo nunca es un orgasmo, aunque eso puede ser parte de él. Más bien, es la conexión de dos almas en una.

Vivir una vida consciente es difícil en sí misma, especialmente sólo. Vivir conscientemente es vivir en un momento sin medida. Algunos lo asocian con la famosa "muerte del ego" lograda a través de alucinógenos excesivos, una experiencia de la vida fuera del espacio, el tiempo y el yo. Vivir conscientemente podría ser el tema de un libro completamente diferente, seguido a través del arte, la meditación y el conocimiento. El compañero tántrico trabaja para alentar esa búsqueda de la conciencia. Su trabajo es ayudarlo a llegar a un lugar de experiencia consciente más allá de las rigurosas expectativas de la vida. No son una red de seguridad o retiro, sino que son un compañero en la exploración y una presencia amorosa. Alentar la gratificación, la expresión amorosa y la entrega son todas sus herramientas de conciencia y abrazo.

¿Qué se comparte cuando se conectan los túneles? En resumen, amor, energía y conexión con la conciencia ilimitada. La unión tántrica es un proceso extremadamente vulnerable y solo debe hacerse con alguien con quien pueda sentirse abierto. Al final de la experiencia hay felicidad y éxtasis.

Las relaciones tántricas son como pelar capas entre sí hasta llegar al núcleo del otro ser, unir heridas y recuerdos del pasado, aprender y explorar con dos personas en un entorno vulnerable e íntimo. Tu pareja se convierte en un espejo para ti mismo, provocando un profundo dolor y alegría al mismo tiempo. Revela el potencial intrínseco que tienes ardiendo dentro de ti, independiente de las etiquetas y definiciones del yo. Una relación tántrica se centra en desbloquear esa llama y hacer que sea lo más fuerte y brillante posible. No es algo que se pueda lograr a través de un solo ritual, no es un ritual único. Es una experiencia continua, día a día, que va más allá del dormitorio y trabaja para afirmarse.

Prácticas Tántricas Diarias

Pero como toda relación íntima, hay un componente sexual. Simplemente sucede en el contexto de esta experiencia más grande, más conectada e íntima. Las prácticas tántricas incorporan el ritual en una relación, lo que permite una base que puede apoyarse en tiempos difíciles. Hay algunas cosas que puede hacer para incorporar prácticas tántricas en su relación. ¡Mira si funcionan para ti!

1. Cinco Cosas Que Te Gustaron

Esta práctica de afirmación es una de las mejores maneras de comenzar el día. Tarda tres minutos como máximo, proporciona una conexión duradera y una base en la relación, y aumenta la comunicación. Todo esto no sólo ayuda con el sexo en una relación, sino que también mejora la relación en general al facilitar una conexión amorosa.

Muy rápidamente, cuando estén en un momento relajado en la cama, en la mesa o después de un juego, intercambien cinco cosas que disfrutaron sobre el tiempo que ambos pasaron juntos. Estos pueden ser cualquier cosa: simple y dulce, hondo y profundo. Lo importante es que te sientas conectado en ese momento, que cada uno sea diferente y que ambas partes participen. Hacer esta práctica regularmente crea una base para la apreciación y afirmación mutuas, profundizando el amor y la conexión entre nosotros. ¡Es una gran recompensa por muy poco esfuerzo! Pruébalo la próxima vez que veas a tu pareja.

2. Revisión En Cinco Minutos

Esta práctica se enfoca en avivar las llamas del individuo. Es una forma de lograr que tu pareja se sintonice con si mismos, el momento y el mundo que los rodea. Tú eres el facilitador para ellos, y ellos para ti. Incluye las relaciones, pero principalmente se centra en la totalidad de la vida y su ser. Como en el que confían y con el que pueden ser vulnerables, es una actualización rápida.

En menos de cinco minutos, responda algunas preguntas. Pueden ser diseñadas independientemente, por supuesto. Pero algunos buenos lugares para comenzar serían:

a) ¿Cómo te va en la vida?

b) ¿Qué es lo más importante para ti en este momento?

c) ¿En qué gastas energía?

d) ¿Qué quieres crear?

e) En caso de existir, ¿qué desafíos se encuentran frente a usted?

f) ¿Quién eres ahora?

Ambas partes comparten una nota rápida y se actualizan, no más de cinco minutos. Se les puede preguntar o simplemente responder a un grupo de preguntas. La importancia no está en cómo se llevan a cabo las preguntas. La importancia es que se escuchen sus respuestas, ambas personas son abiertas y no se detienen, y ambas partes se sienten seguras al expresar sus pensamientos. ¡No todo necesita ser compartido! Respeta y confía en tu pareja, y esta práctica solo puede profundizar una relación.

3. Control De Sombras

Esta es una práctica más difícil emocionalmente pero igual de importante. El "Control de Sombras" proporciona un espacio seguro para desarrollar y expresar problemas en una relación. Está diseñado para ser un lugar de apertura y vulnerabilidad sobre las incómodas piezas entre dos personas. Sin embargo, actúa como una forma de prevenir la acumulación problemática y el resentimiento en una relación, no podría ser más importante.

Ocurre de forma semi-regular, o al menos cuando sientes que algo "oscuro" sucede en la relación. Marca un momento para verse en un ambiente neutral o público que pueda sofocar cualquier explosión de ira. A partir de ahí, debes respetar el proceso.

Regulado por un temporizador, la primera persona tiene 15 minutos para hablar sobre lo que les está molestando. No son 15 minutos para despotricar sobre lo horrible que está siendo la otra persona. Más bien, usa la fórmula XYZ. "Cuando haces 'X', experimento 'Y', y me hace sentir 'Z'". Es imperativo que ambas partes eviten culpar a la otra, ya que culpar solo genera actitud defensiva, lo que lleva a más discusiones en lugar de soluciones. Una clave es recordar que estás en el mismo equipo. La otra persona no está tratando de lastimarte, el objetivo es resolver el problema.

El objetivo no es resolverlo necesariamente de una sola vez. El problema puede persistir durante el día. Pero trabajar en ello y desarrollar una solución debería convertirse en la prioridad de las próximas 15 a 24 horas.

4. Sensualidad Consciente

Esto es mucho más parecido al tantra estereotípico que los últimos puntos. El objetivo de esta práctica es estar completamente despierto y en sintonía con las sensaciones de tacto, contacto, energía erótica y hacer el amor. Es otra práctica simple que trae más conciencia a tu espacio físico y relación íntima.

Con un temporizador, realiza 10 prácticas de intervalos de cinco minutos para conectarse con su pareja, tratándolo mucho más como una meditación que como un ejercicio sexual. Cada uno de estos se puede dividir en diferentes etapas.

Primera Etapa

Durante cinco minutos, siéntate frente a tu pareja y cierra los ojos, dejando que tu cuerpo fluya con la respiración. Concéntrese solo en mirar y respirar durante los cinco minutos completos. Al final de los cinco minutos, confirma que terminó antes de comenzar los segundos cinco minutos.

Los segundos cinco minutos están dedicados a un masaje corto y sensual de las piernas, brazos, cuello y cuerpo de la pareja. Ambas partes deben estar totalmente presentes, no preocuparse por el tiempo o la incomodidad. El enfoque debe estar en dar y recibir placer. Al final de estos cinco minutos, inclínate y cambia de lugar. Tu pareja debe repetirle los mismos pasos durante otros 10 minutos.

Segunda Etapa

Después de que ambas partes hayan sido masajeadas, comienza la quinta ronda: besos. Durante cinco minutos, practica besos con plena conciencia. Nada más, sólo besos, como si ambos fueran adolescentes sin ninguna idea que besar puede conducir a más. Olvídate de todo lo demás y simplemente disfruta de esos cinco minutos de conexión.

Sin embargo, después de que suena el temporizador, ¡la pelota está en tu cancha! Sigue besando o gradúate para más actos sexuales. De todos modos, esta es una gran práctica para infundir la conexión más profundamente en el sexo. De eso se tratan las prácticas tántricas. Esta práctica evita que saltes rápidamente a la siguiente actividad sin tomar el momento. ¡Crea una estructura para jugar y disfrutar!

Como puede haber entendido, todas estas prácticas tienen un tema común de crear conciencia y conexión en el sexo: convertir el sexo en hacer el amor y permitir la vulnerabilidad que se requiere para una relación verdaderamente íntima. Hay muchas más prácticas para explorar en los próximos capítulos. El siguiente analizará la expresión tántrica personal y cómo eso puede ser una parte central de una relación o experiencia tántrica exitosa.

Capítulo Ocho: Solo Y Prácticas De Preparación

Aunque las relaciones tántricas se tratan de conectarse profundamente con otro individuo, hay muchos trozos de enseñanzas tántricas que exploran algo igual de importante: la conexión con uno mismo. Más allá del yoga, el sexo y las relaciones, el sexo tántrico en solitario es el más fácil de dominar. Más allá de ayudar a nuestra vida sexual, funciona como un medio para que te explores a ti mismo como lo harías con tu pareja.

La verdadera naturaleza del sexo tántrico no puede ser cubierta o entendida a través de la lectura de un texto. Muchos textos usan la metáfora de una serpiente que es sacada de una canasta, elevándose a través del sexo. Por lo tanto, comenzar con el yo para comprender mejor lo que hay dentro de ti es el primer paso para participar en el sexo tántrico.

Imagina la diferencia entre un piloto de autos de carrera y alguien que va a conducir el domingo. El objetivo de una experiencia tántrica en solitario es mantener todas las piezas del cerebro ocupadas por completo, garantizando una mayor conciencia sobre tu propia sexualidad en lugar de alcanzar el orgasmo.

Exploremos, encontremos un camino que quizás nunca hayamos recorrido y veamos a dónde conduce.

Preparando La Escena

La clave para una buena sesión tántrica en solitario es el tiempo. Necesitas tiempo y privacidad: es una experiencia extremadamente íntima que no deseas que se interrumpa. Más que eso, no quieres preocuparte de que se interrumpa. Asegúrate de estar en un ambiente relajante, limpio y cómodo. Cierra la puerta. Enciende una vela si quieres. Prepara la escena.

Sin embargo, más que el entorno físico, es importante abordar la masturbación tántrica con una mente abierta. No hay lugar en esta experiencia para la baja autoestima o la vergüenza interior. Estás solo y seguro. Se inquisitivo durante tu inquisición. Esta es una expresión de amor propio basada en tus propios deseos y necesidades personales: ¡encontrarlos depende de ti y sólo de ti!

Asegúrate de ingresar a la sesión con un pequeño esquema mental. Pregúntate, ¿qué esperas encontrar? ¿qué preguntas están ardiendo dentro de ti que desean respuestas? ¿Estás buscando una nueva zona erógena o simplemente deseas relajarte? Hacer que esta experiencia sea intencional te ayudará a comprender mejor tu cuerpo, más rápido y a tener una mejor sensación en general. ¡Deja la vergüenza al otro lado de la puerta cerrada y comienza! Esta es una práctica ligera y divertida. Ríete de eso, si acaso.

Una nota importante: este no es el lugar para la estimulación externa. ¡La pornografía es una gran herramienta para la masturbación, pero el objetivo aquí no es un orgasmo rápido y listo! Esto es mejor si dura más, estimula la mente y genera tensión sexual desde el interior. ¿Cómo deberías comenzar?

El primer paso es simple: ponerte cómodo. Una vez que haya preparado el escenario y hecho tus debidas diligencias, no estás exactamente en una carrera. Si estás cansado o tienes los músculos tensos, tal vez mejor toma un baño o haz algunos estiramientos de antemano. Quieres que tu cuerpo esté lo más relajado posible. Después, asegúrate de estar acostado, ya sea en una cama, en el suelo o en un sofá. Eleve la cabeza, la espalda y las piernas con almohadas. Luego, comienza con lo que sea que te haga sentir bien durante una sesión de masturbación normal. Si esto incluye lubricación, ¡asegúrate de agregar eso también a la mezcla! Pero luego, ve más allá con algunas técnicas tántricas.

Respiración

La incorporación de una meditación consciente en una sesión de masturbación permite una conexión completa contigo mismo y con el momento. Concéntrese en su respiración, sintiendo que cada uno inhala y exhala. Observe que sus pulmones se expanden y levantan su pecho, el aire roza el interior de sus fosas nasales. Toma tu mano libre y siente tu corazón. Nota su ritmo. Cierra los ojos y descúbrete en el momento enfocándote en los sentimientos, las sensaciones del cuerpo. Fantasearás y te irás a la deriva. Nota esto también, reconoce el pensamiento, luego regresa a las sensaciones físicas del cuerpo.

Para meditadores experimentados, una meditación tántrica enfoca la respiración en una experiencia de cada chacra. Sentado en una posición de loto, respire profundamente por la boca, dejando que el aire baile a través de los chacras. ¿Tienen un sabor o aroma, o algún patrón discernible? ¿Has sido bloqueado, y si es así, dónde? Observe estas sensaciones antes de apretar los músculos cerca de la pelvis, tratando de contener la última respiración. Al pensar en la respiración, acaricie sus zonas erógenas mientras la mantiene en la base de su cuerpo el mayor tiempo posible. Una vez que se necesita otra respiración, toma una bocanada rápida por la boca, liberando lentamente la vieja respiración a través de los dientes. ¡Cada respiración debe tomar 30 segundos para inhalar y exhalar, aunque debes sentirte cómodo experimentando con tus propias reglas y límites! Hablando de zonas erógenas...

Tócate, Relájate y Piérdete

¡Aquí no hay regla! Tú preparas la escena. Si comenzaste con preguntas, ahora es el momento de responderlas. Se recomienda usar un accesorio o juguete sólo si es lo que le gustaría hacer. Nadie se excita de la misma manera. Si aún no lo has hecho, esta es tu oportunidad de descubrir qué es lo que te hace. ¡Asegúrate de tocarte en lugares a los que no sueles acercarte! Descubre lo que tú y tus socios se han perdido a lo largo de los años.

Sin embargo, recuerda que el objetivo de esta experiencia no es llegar al orgasmo. Esto puede llegar al borde o resistir el orgasmo, pero es mejor si simplemente sigues el flujo natural de la sesión. Independientemente, sin embargo, ¡todas las formas de experimentación desaparecen! ¿Quieres hacer ruido? Ve a por ello. Mece la cama. Pellízcate ¡Averígualo! Encuentra las pequeñas piezas ocultas de una experiencia sexual que se te han estado escondiendo. Tienes el control dentro de ti mismo.

Asegúrate de permanecer atento y concentrado. Si los pensamientos vagan, tráelos de vuelta al momento. Hay muchas cosas a las que prestar atención: ¿cómo se siente? ¿dónde? Mantén tu mente en el momento al basarla en tus sentimientos.

Acabar

El final de una sesión puede ser un orgasmo, pero también puede no serlo. Estás buscando respuestas, no un clímax. Dicho esto, un orgasmo es lo más común. El final, independientemente, debe ser un despertar o avance del ser. No solo tendrás una mejor comprensión de ti mismo después de la sesión, sino que la masturbación tántrica generalmente enciende una pasión y un deseo sexual que pueden haber permanecido latentes durante mucho tiempo. La tradición india llamaba a esto kundalini, serpiente enrollada, orgasmo, un despertar de una fuerza vital. Es el despertar de la serpiente que yace dormida en la base de la columna vertebral. Puede que no suceda la primera vez, ¡pero eso solamente significa que puedes volver a intentarlo!

La masturbación tántrica y las meditaciones tienen que ver con aprovechar la energía sexual, abrirse a las posibilidades y responder a la pregunta: "¿Qué quiero hacer? ¿Qué quiero que me hagan?". Las respuestas a estas preguntas no solo se pueden explorar a través del pensamiento y los juegos mentales. Necesitan ser puestos a prueba. Esta práctica encuentra esas respuestas, desbloqueando un nivel de claridad sexual que luego puede aportar a cualquier interacción sexual. El uso de estas metodologías para principiantes entregará una nueva persona al final de una sesión.

Capítulo Nueve: Una Guía Para El Sexo Tántrico En El Acto

La importancia de establecer y entorno se extiende a todas las experiencias sexuales. Permitir que fluya la energía sexual requiere coacción. Necesita elevarse a través de la columna vertebral con comodidad e intencionalidad guiándola. Esto es especialmente importante en las prácticas tántricas. La experiencia en total es una meditación y conexión con el alma de otra persona y de usted mismo. Es una experiencia intensa, que consume mucho tiempo y que vale la pena involucrando la mente, el cuerpo y el espíritu, todo en un sólo acto de exploración. Como cualquier experiencia intensa, requiere preparación de la mente y el cuerpo.

La importancia de la relajación no puede ser exagerada. Pero el sexo tántrico requiere relajación más allá de una vela y una buena canción de R&B. La relajación no solamente necesita encarnar lo físico sino también lo mental y lo espiritual. Esto se logra a través de una variedad de prácticas: preparación del cuerpo, la mente y el ambiente.

El Ambiente

El ambiente debe ser un santuario. Lo que sea que esa palabra evoque en tu mente es probablemente un buen lugar para comenzar. Velas, incienso o seda podrían estar en la lista. Piensa dónde quieres tener la experiencia y haz que el área encarne lo que deseas. Aborda los seis sentidos: algunas flores para la vista o algunas fresas para el gusto. Hay listas de reproducción tántricas enteras en Spotify, YouTube y otras plataformas que actúan para establecer un ambiente sonoro relajante y atractivo. Pero esto es opcional. Cualquier música o falta de ella que los dos encuentren estimulante es perfecta. Use ropa de seda o algo que le resulte cómodo, o empiece desnudo. ¡No hay reglas! Es un santuario para ustedes dos, ¡así que hagan lo que mejor les parezca!

Otra parte crítica de los preparativos tántricos es qué evitar. En resumen, pantallas. Apague el teléfono y la televisión, desconecte el teléfono fijo si todavía está en su vida. Además, no mires porno. La pornografía no es un camino a la conexión. Estimula y motiva una experiencia diferente entre dos personas. Las distracciones externas de todo tipo deben minimizarse. Todo lo que pueda hacer para mantener al mundo exterior alejado y enfocarse internamente es bienvenido en el medio ambiente.

Cualquier cosa que pueda sacarlo de la experiencia debe eliminarse.

El Cuerpo

La preparación del cuerpo comienza antes del día de la sesión tántrica. Si no ha leído el capítulo 8, vuelve allí y asegúrate de haber pasado por esa experiencia. El sexo tántrico no es el mejor foro para hacer y responder preguntas. Hacer tu tarea de antemano es fundamental. Más allá de hacerse consciente de tus propias necesidades y deseos personales, existen barreras físicas que deben abordarse para ayudar a relajar el cuerpo. Un baño o una ducha de antemano es una gran práctica, algo que permite a los músculos liberar cualquier tensión acumulada. Compartir un masaje con aceites apropiados es una excelente manera de lograr esa conexión y relajación simultáneamente, pero el estiramiento ligero o el yoga de antemano es otra excelente manera de abordar estas mismas tensiones: hacer que el cuerpo se sienta fuerte, pero relajado, es en última instancia el objetivo.

Tanto los hombres como las mujeres pueden experimentar el orgasmo a través de la respiración solamente: está críticamente conectado a todas las energías dentro del cuerpo. Las sesiones tántricas comienzan con una inhalación. Como en el yoga, el sexo tántrico es una forma de meditación física. Está construido alrededor y centrado en la respiración. Después de limpiar y estirar, la mente y el cuerpo se unifican a través de una meditación rápida o trabajo de respiración. Cualquier práctica de meditación o yoga meditativo con la que te sientas cómodo es perfectamente aceptable. Si no estás familiarizado, puedes meditar en unos pocos pasos: inhalar, exhalar, repetir. El objetivo de la meditación es basarse en el momento. Siente cómo cada respiración recorre tu cuerpo, observa cómo divaga tu mente y luego tráela de vuelta a la respiración. La aplicación de esta mentalidad al próximo encuentro hace sorprendente la experiencia. Practícalo primero. Tu pareja debería estar haciendo los mismos preparativos. Hacerlos juntos puede ser una excelente manera de hacer que la energía de la vida fluya a través de cada uno de ustedes, sexual o de otro tipo.

La Mente: Rendición Y Comunicación

Preparar la mente viene en dos formas: comunicación y rendición. Comunicarse con su pareja de antemano es fundamental para un ritual tántrico. No solo ayuda a superar cualquier nerviosismo que cualquiera de ustedes tenga sobre la experiencia, sino que la comunicación temprana actúa como la base de un puente que están a punto de construir. No tiene por qué ser serio tampoco.

Algunas bromas aquí y allá pueden ser geniales para el estado de ánimo. Asegúrate de que sea una conversación ligera, relajada y conectada sobre cualquier expectativa o temor que cualquiera de ustedes pueda tener.

Rendirse es el primer paso para recibir placer, pero puede ser más difícil de lo previsto. Hay cuatro barreras principales para el placer personal que deben superarse:

1. Rendirse A Las Tareas Pendientes

Esto es lo que está haciendo ahora, en el futuro previsible. No hay correos electrónicos para revisar. No hay tarea o tareas que sea más importante. Esto es lo que está ocurriendo. El mundo fuera de tu santuario puede esperar a que termines. Tendrás la razón frente a ellos.

2. Rendirse A La Crítica

No hay lugar para la vergüenza en el santuario. Estos son miedos reales, problemas e incomodidades que pueden abordarse en el exterior. Pero en este momento, en este lugar, estás aquí. No hay nada de malo en que ocurra nada, ni hay una forma correcta o incorrecta de hacerlo. Despeja tu mente, está en el momento y vacíate de críticas.

3. Rendirse Al Placer

Por lo general, recibir placer es menos importante que el dar. El sexo tántrico requiere que aprendas y sientas tu propio placer tanto como te deleitas en deleitar a tu pareja. Esto requiere apertura y conexión dentro del ser. Rendirse significa ser testigo y sentir la energía moverse dentro de ti, permitiéndote ser adorado y pedir lo que deseas más profundamente. Permítete no dar. Sé egoísta y adorado.

4. Rendirse A La Pareja

Todas las otras formas de rendición se reducen a esto: vulnerabilidad. Abrirse a otro de esta manera requiere infinita confianza y honestidad. Esto se hace a través de la comunicación constante y la afirmación. ¡Sin embargo, no solo estamos hablando de honestidad verbal y vulnerabilidad! Esta vulnerabilidad toma la forma de sonidos, actos físicos y movimiento. Es a la vez subconsciente y consciente, diciendo tanto como creyendo. Decide ser abierto y vulnerable, ríndete al riesgo que lo acompaña.

Preparando El Acto: Respirar Y Besarse

La respiración alimenta el fuego dentro de todos nosotros. No solamente conecta las diferentes fuerzas dentro de nosotros, sino que nos conecta entre nosotros. Hay algunas prácticas de respiración diferentes que se pueden hacer para apoyar una experiencia tántrica, pero la primera es la más importante. Mírense a los ojos y comiencen a respirar juntos. Respira profundamente, entra por la nariz y exhala por la boca, y conéctate. Observa lo que te sucede a ti, a tu cuerpo y tu perspectiva de la otra persona. Asimílalo todo. Los conecta a los dos mientras elimina cualquier bloqueo o interrupción que pueda existir. Más allá de la respiración sincronizada hay una lista de algunas técnicas más avanzadas:

1. El Aliento Estimulante

Comienza cerrando los ojos. Inhala y exhala por la nariz, manteniendo la boca cerrada a una velocidad de tres ciclos por 15 segundos. Respira normalmente después de que termine el ciclo, luego intenta los mismos tres ciclos en otra ronda de 20 segundos.

2. El Aliento 4-7-8

Mientras estás sentado frente a tu compañero/a, sincroniza este patrón:

- Exhala por la boca, luego cierra la boca.
- Inhala por la nariz y cuente hasta cuatro.
- Aguanta la respiración y cuenta hasta siete.
- Exhala por la boca completamente y cuenta hasta ocho.

¡Repítelo cuatro veces para un total de cuatro respiraciones!

3. El Aliento Contando

Esta es más una forma o meditación en sí misma que las otras formas de respiración, por lo que es mejor si tienes experiencia en ese campo.

- Cierra los ojos y respira profundamente varias veces.
- Deja que fluya naturalmente.
- Inhala, luego cuenta "uno" para ti mismo/a mientras exhala.
- Ábrete camino hasta cinco, cada exhalación es otro número.
- Una vez que llegues a cinco, comienza de nuevo en "uno".
- Observa tu mente divagar, toma nota, luego regresa a la respiración.
- Haz esto durante 10 minutos para centrarse.

Respirar en sus diferentes formas ayuda a potenciar el cuerpo, conectarse con el momento y su pareja, y perder el sentido del ego. Pero existe otra forma de estar unidos: besarse.

Un beso tántrico fusiona estas ideas en acción: respiración, tacto, relajación y unión en un solo acto. Un beso tántrico es por el bien del beso, no un camino a otra cosa. Mantente unido en ese momento usando algunas técnicas fáciles:

1. Toca suavemente los labios de tu amante.
2. Exhala mientras se besan.
3. Inhala mientras se besan.
4. Muerde suavemente sus labios.
5. Bésense en ángulo.
6. Entrelacen sus lenguas.
7. Ying Yang: alterna entre besar con ternura y luego profundamente y repetir.

Estas son adiciones fáciles y suaves a la preparación de una pareja. Respira a través de cada beso, llena y siente al otro.

Tocar

La creación de tensión tanto en usted como en su pareja es fundamental a lo largo de una experiencia tántrica. Tocar y acariciar actúa como su propia forma de comunicación entre una pareja. El tacto tántrico está diseñado para desbloquear a la otra persona mientras aumenta la emoción. A lo largo de un conjunto de movimientos, el toque tántrico sigue una sola regla: toque lento y ligero. Eres un explorador, conectando ágilmente la energía de tu pareja a través de la punta de los dedos. La mentalidad no es el orgasmo, es adoración. El tacto facilita ese mensaje. Golpear las zonas erógenas es importante, pero el resto del cuerpo es igual de importante. Encuentra un bulto que no conocías o juega con una pieza oculta de ellos. Túrnense para experimentar y explorar al otro. Para una experiencia más intrusiva, hay algunas herramientas clave que ayudarán a conectar a dos personas.

1. El Yab Yum

El Yab Yum es una posición extremadamente íntima de meditación y conexión. Comienza con el primer compañero sentado, con las piernas cruzadas y la espalda recta. El segundo se sienta en los muslos del primero y cruza los tobillos detrás de la espalda. Desde allí, miren a los ojos y respiren sincronizados.

2. Mano En El Corazón

Siéntate con las piernas cruzadas frente a tu pareja. Tome su mano derecha y colóquela en su corazón mientras recíprocamente colocan su mano derecha sobre la suya. Cierra los ojos, siente el ritmo de su corazón, enfócate en la energía y la emoción que los rodea a los dos. No pienses Sensación. Deja que la conexión se desarrolle entre ustedes dos.

3. El Arco Relajado

Haz que su pareja se siente erguida en la cama o el piso con las piernas estiradas y apoyadas. Coloca las rodillas en el regazo de tu compañero, mirando el torso hacia ellas con las piernas cómodamente ubicadas. Cuando estés situado/a, arquea lentamente la espalda, descansando la cabeza entre las piernas de tu pareja, agarrándolas por los tobillos o los pies.

Respira y disfruta del estiramiento. Tu pareja es libre de seguir el arco.

Pautas Para El Sexo Tántrico

Se han hecho los preparativos y los cimientos puestos. Ambos están relajados y conectados, listos para entrar en el acto de la conexión final. Antes de comenzar cualquier cosa, hay algunas ideas en las que enfocarse para maximizar la experiencia:

1. Sonidos

Los ruidos que hacemos son piezas integrales de la experiencia sexual. Hay dos piezas para cada humano: el dios y el animal. El dios necesita escuchar palabras de afirmación y aliento, cosas que jueguen con su humor, lo que los haga sentir cómodos en la situación y los mantengan abiertos. Por el contrario, el animal necesita ruido. La expresión de gruñidos, exclamaciones y gemidos a menudo se reprime a través de factores situacionales: un deseo de no molestar a los compañeros de cuarto, niños o vecinos. Este no es el lugar para la represión de ningún tipo: sé libre, sé ruidoso y haz un ruido que no hayas hecho antes.

2. Movimiento

Mantener el movimiento lento y constante ganará la carrera, excepto que esta no es una carrera en absoluto. Una experiencia tántrica tampoco es una maratón o una carrera corta. Es un buen paseo por el parque en un hermoso día. Mantén el movimiento lento, natural. Más importante aún, presta atención a las sensaciones de movimiento entre ustedes dos. De la misma manera que te enfocaste en la respiración al principio, concéntrate en el movimiento. Esto tranquilizará el cerebro, lo conectará a tierra en el momento y evitará que se pierda cualquier conexión.

3. Implosión vs. Explosión

Ir más allá de la experiencia del orgasmo puede ser difícil, pero las prácticas tántricas están trabajando hacia otra experiencia: una implosión de sensación y placer, energía orgásmica sostenida en lugar de una explosión de esa energía. Deja que se acumule dentro de ti hasta que sea imposible de contener, luego retenla un poco más. Resiste el orgasmo y conéctate con tu pareja.

La implosión solo puede ocurrir si la explosión se retrasa. Ambas partes deben tratar de no llegar al orgasmo el mayor tiempo posible. La mejor manera de hacer esto: no lo pienses. Siente, siente a la otra persona, y cuando sientas llegar el orgasmo, detente y haz algo menos simulador que mantenga la conexión. Este proceso de encendido, luego apagado y luego encendido nuevamente se conoce como "llegar al borde". Es una forma muy práctica de no solamente extender la experiencia sexual, sino también una forma fantástica de crear un orgasmo que te doble las rodillas y que valga la pena recordar. Aunque no es el punto, no hay daño en disfrutar los efectos secundarios de la experiencia.

4. Posicionamiento

En realidad, cualquier posición puede convertirse en una posición tántrica. El sexo tántrico no es una cuestión de dónde está la pierna o cómo inclinarse hacia el torso. No es una experiencia técnica, sino un flujo natural de energía de una persona a otra. Dicho esto, hay posiciones diseñadas para la conexión y para maximizar las sensaciones derivadas de esa conexión. Esos se discuten en el próximo capítulo. De todos modos, no te preocupes por posiciones específicas. Haz lo que viene naturalmente en el momento. Estar familiarizado con los movimientos actúa como una forma de saber lo que es posible.

5. Respiración

Perderse en el momento de la pasión y el placer es fácil.

6. Tantra Samadhi

Lo creas o no, hay una experiencia más allá y mayor que el orgasmo conocido como el Samadhi. Una vez que hayan alcanzado el orgasmo y disfruten del éxtasis, llévenlo más lejos. Acuéstense uno junto al otro, tomados de la mano y caigan juntos en una profunda relajación. El orgasmo los cubrirá a ambos como una manta, ya que cada uno caerá en un momento de conexión intemporal. Lograr esto les otorga acceso a una conexión y conciencia más allá de la propia.

Ten en cuenta que este capítulo no era una lista de "tareas pendientes". No hay una lista a seguir, solo una experiencia para construir por ti mismo. Es una experiencia extremadamente personal compartida entre dos personas. Nada está mal o fuera de límites, así que haz lo que quieras. Lo importante es que entres a la experiencia entendiendo que no es una búsqueda de un orgasmo mejor y más intenso, aunque eso es un efecto secundario. El sexo tántrico se trata de la conexión con el ser central de tu pareja en un esfuerzo por hacer que se sientan como los ve. El próximo capítulo repasará las posiciones que ayudan a maximizar la conexión entre cada uno de ustedes a través de varias posiciones tántricas.

Capítulo Diez: Posiciones Sexuales Tántricas Y Consejos De Mejora

Si bien el acto del sexo tántrico se describió en profundidad anteriormente, las mejores posiciones para participar aún no se han mencionado. De ninguna manera estas posiciones son reglas a seguir o marcas de verificación para acertar. Verlos como tales destruiría su valor. Dicho esto, estas son posiciones fantásticas para encontrar la conexión cósmica de alto nivel entre dos personas que es posible cuando se practica el sexo tántrico.

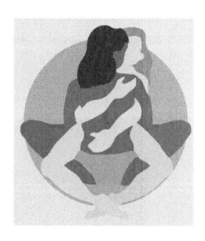

1. El Yab Yum

Esta es la posición sexual tántrica clásica, derivada de la técnica de respiración del mismo nombre. Yab Yum es un conector extremadamente poderoso e íntimo entre socios, que lleva la posición de loto ya íntima al siguiente nivel.

El hombre comienza sentándose con las piernas cruzadas sobre una superficie estable pero cómoda. La mujer se sienta a su alrededor, colocando sus piernas detrás de él mientras él la penetra. Sin embargo, después de la penetración, incorpore algunas de las prácticas tántricas: la respiración sincronizada y los ojos cerrados son los más fáciles de comenzar. Desde ese punto, comience a balancearse hacia adelante y hacia atrás, de lado a lado para una penetración más profunda. Crea una unión. Para una estimulación adicional, la mujer puede inclinar la pelvis hacia adelante para ayudar a alcanzar el punto G.

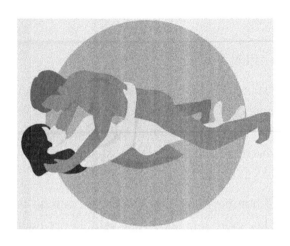

2. Misionero Inclinado

El misionero es el mejor refuerzo de conexión y un enfoque natural para cualquier sesión tántrica. La mujer se acuesta con el hombre encima de ella para hacer el amor cara a cara. Agregarle un brote tántrico significa aplicar esas mismas prácticas de respiración, mirar y sentir. Si es un principiante, haga esto durante unos dos minutos antes de continuar con tiempos más largos. Después de eso, comience a tener relaciones sexuales mientras mantiene las conexiones lo mejor posible. Para mejorar la posición y la estimulación del punto G, coloque una almohada debajo de sus caderas.

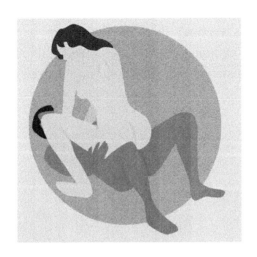

3. La Gran Abeja

Esta posición puede ser algo exigente para la mujer, pero vale la pena para ambas partes. El hombre comienza a recostarse, la mujer se sienta a horcajadas sobre él. Mientras asume la posición de "vaquera", la mujer mueve sus piernas hacia adelante, lo que resulta en una posición en cuclillas sobre el hombre. El hombre levanta las piernas para sostener su espalda y mantenerla alineada mientras se desliza hacia abajo sobre su pene. Desde esa postura, ella puede apoyarse en su pecho mientras mantiene el contacto visual. El hombre también puede sostener sus piernas y caderas para sostenerla, manteniéndola equilibrada mientras la penetra.

La penetración en esta posición es profunda pero no rápida, lo que significa que se siente genial por más tiempo, ¡perfecto para una experiencia tántrica centrada en la conexión! También es una buena posición para incorporar un vibrador.

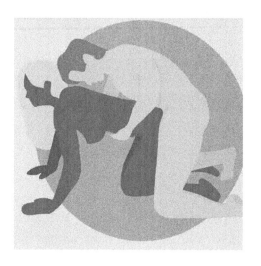

4. Sabuesos Aulladores

Esta posición tiene una tendencia a desconectar a las parejas debido a su similitud con el estilo perrito muy animal. Sin embargo, si se aborda de una manera nueva, esto puede ser extremadamente conectivo.

Comience en el clásico estilo perrito, la mujer a cuatro patas con el hombre penetrando por detrás. Sin embargo, en lugar de agarrar sus caderas, el hombre debería cubrir su cuerpo con la mujer para crear el mayor contacto piel con piel posible. Al mismo tiempo, la mujer debe arquear la espalda, lanzar su corazón hacia adelante y crear un bolsillo para que el hombre se acueste. Esta es una posición poderosa que puede crear una sensación de profunda unidad y confianza entre las dos personas.

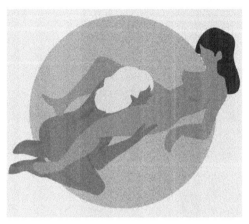

5. Cosecha de Perlas

Esta posición relajada de "amor oral" es la extensión perfecta del sexo tántrico. Se enfoca específicamente en las ideas de adoración y relajación. Todo el tiempo, permite una conexión íntima.

Esta posición comienza con una persona recostada en una cama o silla, apoyada cómodamente. La pareja luego se arrodilla frente a ellos, besándose suavemente antes de realizar la felación. La naturaleza apuntalada de esta posición permite un contacto visual intenso que, al principio, será incómodo. Pero después de unos minutos, se convierte en una segunda naturaleza.

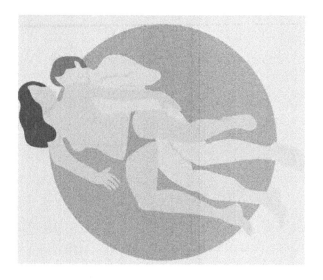

6. Batido De Domingo

Esta posición relajada, tranquila e íntima comienza con los dos en una posición clásica de cuchara. Debido a que esta posición es tan relajada, abre oportunidades que otros no. Excepcionalmente, esta posición es la mejor para simplemente hablar. Tener una conversación, abrirse y hacerse vulnerable son principios fundamentales del sexo tántrico. Esta posición permite que eso suceda.

Una conversación estructurada en torno a un juego es el mejor enfoque, ya que la estructura permite que fluya la intimidad en lugar de los pensamientos administrativos. Todo este juego previo está integrado directamente en la intimidad de la posición. Cuando estés listo/a para comenzar a tener relaciones sexuales, simplemente haz que el hombre se deslice hacia la mujer, anal o vaginalmente. Entonces, es un juego de tocarse uno al otro, sentirse uno al otro y moverse al unísono. Como mujer, mirar hacia atrás y mirar a los ojos sólo hará que la experiencia sea más unificadora.

Estos son algunos ejemplos de posiciones sexuales tántricas. Para reiterar, cualquier posición puede ser una posición tántrica. Las posiciones en sí no tienen nada de especial, más bien la energía que aportas a cada una de ellas. Si te acercas a tu sesión con un impulso hacia la conexión, la adoración y la vulnerabilidad, y arrojas algo de respiración tántrica y ojos cerrados a la mezcla, tendrás una experiencia mágica. Siempre hay espacio para practicar y mejorar, por lo que tendrás que practicar con frecuencia. ¡Oh no!

Últimas Palabras

El sexo es una experiencia única para cada persona que lo tiene. Las decisiones que intervienen en cuándo, dónde, cómo y cualquier significado que se le atribuya son muy culturales. Como tal, el sexo es una parte central de la experiencia humana, una batalla momentánea entre nuestra biología y la conciencia. Desdibuja las líneas entre la sociedad y el individuo, el hombre y la mujer, el significado y la frivolidad. El sexo abarca todo el tiempo humano y ha sido parte de nuestra cultura colectiva por más tiempo que la cocina o cualquier otro aspecto de la sociedad.

El sexo del siglo XXI se ha convertido en algo diferente de lo que era en el pasado. No es bueno ni malo, aunque existen argumentos para ambas partes. Por el contrario, el sexo moderno tiende a darnos sólo a quienes vivimos aquí y ahora una sola linterna para encontrar nuestro propio camino en la oscuridad. Hay una expectativa de qué sexo debería ser, construido por los medios, en lugar de por las preguntas que nos hacemos. Encontrar la confianza y la curiosidad para preguntarles es el primer paso en un proceso más amplio. Este libro, con suerte, es el segundo. Educándose a sí mismo para darse cuenta de que hay múltiples matices de sexo, que antes de existir diferentes tipos de cocinas, ya había diferentes formas de sexo.

El *Kama Sutra* es una forma de sexo. No es necesariamente mejor o peor que los demás, pero el *Kama Sutra* actúa como un paralelo directo al sexo occidental típico. El sexo occidental es candente, pesado todo el tiempo, sucede en cualquier lugar y en todas partes. Es la culminación de una historia de amor en un solo acto o el comienzo de un dramático estado de cosas. Algo que sucede en un ataque de pasión no se puede simplificar ni ralentizar. Se requiere una explosión para superar la supresión.

Pero el *Kama Sutra* tiene un enfoque diferente. ¿Qué pasaría si el sexo fuera parte de la vida, algo que las personas hicieron como hacían otras cosas en lugar de una obsesión? El sexo se vuelve menos sobre las pesadas expectativas del romance y más sobre el momento de placer y paz. Se convierte en un rompecabezas para resolver en lugar de un deseo de sofocar. También se convierte en un color de sexo completamente diferente.

Aunque sólo se menciona en el veinte por ciento del libro, el sexo descrito en el *Kama Sutra* está diseñado para el placer. Desde la "Flor de Loto" hasta "El Deslice", incluso las posiciones más modernas están diseñadas para ayudar a cada persona a sentir el momento, a la otra persona, dejando que el placer se apodere de ellos. No hay lugar para la vergüenza o la decepción. Más bien es una metodología llena de preguntas de exploración y juego, seducción y deseo.

Habla sobre la importancia de los juegos previos, cuán importante es la idea de "jugar" dentro de esa palabra. Divertirse con los juegos previos puede ser la mejor parte del sexo para cualquier pareja. La acumulación de suspenso y deseo hasta el punto de abrumar es una fuente de juventud que siempre se puede aprovechar. El *Kama Sutra* también se sumerge en el arte del sexo oral para hombres y mujeres, no solo sugiriendo que está bien, sino alentándolo.

Luego están los tántricos, que se dieron cuenta de una oportunidad para una conexión espiritual intensa. Vieron una conexión entre las experiencias sexuales y yóguicas, y decidieron fusionarlas en una experiencia espiritual de conexión que podría compartirse entre dos personas. Los tántricos incorporaron ideas de respiración e intimidad. Tantra no es un conjunto de reglas o regulaciones que rigen la forma en que dos personas deben tener relaciones sexuales para una conexión máxima. Más bien, como la mayoría de las cosas, es una guía para una experiencia: un conjunto de herramientas en su caja de herramientas.

¡Lo mismo es cierto del *Kama Sutra* en general! Hay pocas reglas y regulaciones. En ningún momento del *Kama Sutra* dice Vātsyāyana: "Haz estos movimientos en este orden y tendrás un orgasmo". ¡Por supuesto que no! Ese no es el objetivo de su libro, ni es el objetivo de este.

Después de leer este libro, debe tener un conjunto de herramientas para llevar al dormitorio. Pero más allá de una lista de nuevas posiciones, hay una mentalidad con la cual aplicarlas adecuadamente. Esta mentalidad no solo lo ayudará a aplicar adecuadamente estas herramientas, sino que lo ayudará a disfrutar y liberarse en los momentos de éxtasis completo que vienen con el sexo y el amor.

El sexo tiene el potencial de ser algo más que la expresión física de nuestros instintos animales más básicos. Puede ser eso también, y a veces tiene que ser así. Pero esa forma de sexo es solamente una forma de sexo. En el *Kama Sutra*, encuentras otro. Sin embargo, no termina aquí. Hay muchas otras culturas, cada una con sus propias tradiciones sexuales, opiniones y tabúes. Del mismo modo que puede querer o tener curiosidad por probar su comida, también puede ser una experiencia reveladora probar su sexo. ¡La mejor de las suertes!

Créditos de las Imágenes: Shutterstock.com